조상의 슬기를 모은 치료 비법
성훈따주기

고성훈 · 김동금 엮음

우리출판사

조상의 슬기를 모은 치료 비법

성 훈 따 주 기

머 리 말

지地·수水·화火·풍風 4대四大의 균형이 깨어지면 고통을 느끼고, 고통의 부위와 정도에 따라 병명을 붙인다. 병의 종류가 다양한 만큼 병의 치료법도 다양하다. 모든 생명체는 병과 싸우다가 병을 이기지 못하면 죽음이라는 최후를 맞는다.

하지만 병불능사病不能死요, 약불능생藥不能生이라 했다.

병이 사람을 죽이지 못하고 약이 사람을 살리지 못한다는 말이다. 약은 고통을 덜어주는 역할을 할 뿐이다.

숙명宿命과 운명運命을 관찰해 보면 정신적인 신앙이나 투병기의 집념, 돌연변이의 신비적인 기적적 치료가 극소수의 사람에 한정되어 일어나곤 한다.

합리적인 치료라면, 육신이 병들면 정신의 도움을 필요로 하고 정신이 병들면 육신의 도움을 필요로 하는, 즉 육신과 정신을 동시에 치료하되 병의 근원이 육신이냐 정신이냐에 따라 근원부터 치료하는 것이리라.

가만히 보면 병은 한 가지인데 그 병에 따르는 약은 수십 종에 이르는가 하면, 만병통치라는 약과 물리치료, 운동요법 등등이 있으나 환자는 나날이 늘어나기만 한다. 그렇다면 그 원인과 이유는 무엇일까?

여기에 또 한 가지의 따주기 치료법을 말하려 한다.

귀납법歸納法인 만법귀일萬法歸一과 연역법演繹法인 일귀만법

一歸萬法을 적용하며, 손 하나로써 그 사람의 지·수·화·풍 4대의 균형을 식별하는 우리 조상의 민간 치료법인 따주기 치료법을 되살려본다.

따주기란 수상手像으로 사람의 운명을 점치듯이 손을 가지고 그 사람의 진맥과 치료를 하는 법이다.

우리 조상의 슬기로웠던 민간 따주기는 지금도 나이 많으신 할머니들이 체한 사람을 보면 엄지손가락을 바늘로 따주는 것에서도 흔하게 볼 수 있다.

따주기는 우리 조상의 유물로서 누구 개인의 것이 될 수 없다. 또 부작용이 없으므로 누구에게나 적용할 수 있으므로 따주기가 국민의 상식이 되었으면 하는 바람이다.

색다른 음식을 보면 온 동네가 나누어 먹는 풍요로운 조상을 가진 후손으로서, 누구나 손쉽게 배워서 각자 자기의 가족, 일가친척, 이웃의 환자를 치료하는 데에 활용하여 주기 바란다.

따주기는 중병으로부터 일시적인 급작병, 독충, 화상 등 어느 병에도 응급으로부터 완치까지 시술할 수 있는 민간요법이다. 모두에게 상식적인 치료법이 되어 실생활에서 활용되기를 바랄 뿐이다.

1985년 2월 10일

고 성 훈 합장

차 례

머리말

따주기 도구

탱자나무 가시, 대추나무 가시, 꾸지뽕나무 가시, 아카시아나무 가시 등등의 나무가시와 끝이 뾰족한 쇠붙이로써 바늘 같은 도구를 사용한다.

문명의 시대를 살고 있으므로 가시나 바늘과 같이 생긴 〈삼릉침〉 한 개만 몸에 지니고 다니면 만병을 통치할 수 있다. 삼릉침 대신 수지침을 사용해도 좋다. 즉 병원을 호주머니에 넣고 다니는 것과 같다. 침 끝이 닳아지면 아프므로 가는 사포에 갈아 쓴다.

따주기 침의 구조

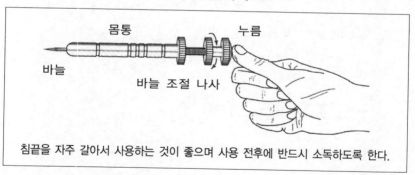

침끝을 자주 갈아서 사용하는 것이 좋으며 사용 전후에 반드시 소독하도록 한다.

* 따주기가 아프기 때문에 시술을 받지 않으려 하거든 시술 지점을 연필이나 볼펜 등으로 매일 200~300번씩 때리면 병에 따라 쉽게 낫는다.

＊ 또는 시술 지점에 파스를 계속 붙이면 낫는다.

＊ 시술 지점을 손가락으로 계속 문질러 주거나 뜨거운 물에
손을 담그고 시술점을 문질러 주면 잘 낫는다.

＊ 시술할 때 시술 지점을 손가락으로 눌러서 문지르다가
따주면 아프지 않다. 즉, 주사 놓는 방식을 응용하라.

따주기 침의 바늘 조절 방법

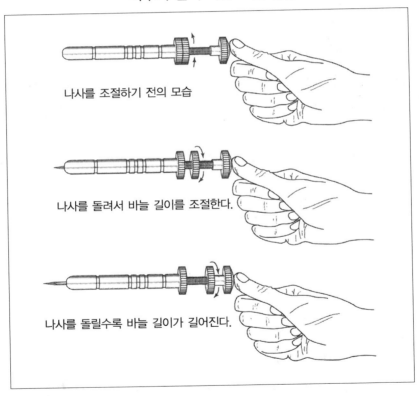

나사를 조절하기 전의 모습

나사를 돌려서 바늘 길이를 조절한다.

나사를 돌릴수록 바늘 길이가 길어진다.

따주기는 왜 잘 낫는가

맑은 물에는 고기가 잘 자라지 않듯이 피가 흐리면 병균이 기생하기 좋다.

따주기로써 나쁜 피를 뽑아낸 다음 신경을 자극하여 병의 근원을 치료하므로 빠른 시간 빠른 시일에 병이 치료되고 건강한 몸이 된다.

따주기를 하여 피가 맑아졌다 하더라도 고민을 하고 성질을 내면 피가 흐려지고 병이 생기게 된다.

성질을 한번 내면 8만 4천 개의 뇌세포가 파괴되면서 인체의 피가 흐려진다고 하니, 고민과 성질을 내는 것은 인생의 제일 큰 병이다.

고민하며 성질을 내는 것은 스스로 병을 부르는 것임을 알자.

쉽고 편리하며 어느 병에도 적용할 수 있는 부작용 없는 따주기를 권하는 이유는 다음과 같다.

① 따주기는 피를 맑게 하므로 정신이 맑아진다.
② 따주기는 신경을 자극하므로 빨리 치료된다.
③ 따주기는 나쁜 피를 뽑아내고 신경을 치료하므로 빨리
　 낫고 잘 낫는다.

④ 따주기는 오른쪽이 아프면 오른쪽 손에 따주기를 하여 치료
할 수도 있고, 오른쪽이 아프더라도 왼쪽 손에 따주기를 하
여 치료할 수도 있다. 또 오른쪽이 아픈데 오른손과 왼손을
같이 따주어도 치료가 되므로 자유로이 치료할 수 있다.
⑤ 따주기는 정확한 위치가 아니더라도 잘 나으므로 편리하다.

주의 사항

따주기의 깊이는 도구의 끝 2mm를 기준으로 하여 따준다. 15세 미만일 경우 1mm로 하며, 10세 미만은 0.5mm 정도를 따주되 성인의 1/2 정도로 따주기를 줄이며, 5세 미만일 경우 0.4mm 정도를 따주되 피가 겨우 보일 정도로 자극만 한다. 5세 미만의 어린이는 병의 위치에 1~2점만 따준다.

따주기를 하고 통증을 느끼거나 기분이 좋지 않을 경우 약지의 끝을 양손에서 한 번씩만 따준다.

따주기를 하다 혹 기절을 할 경우 장지 끝이나 엄지 끝을 따주면 즉시 깨어난다.

따주기를 하고 24시간 동안은 힘든 일은 안 하는 것이 좋다.

따주기를 한 부분에는 12시간 안에 물이 닿지 않도록 하는 것이 좋다.

따주기를 하면서 어떤 약을 복용하더라도 관계없다.

따주기를 하고 어떤 음식을 먹어도 관계없다.

따주기를 한 뒤에는 충분

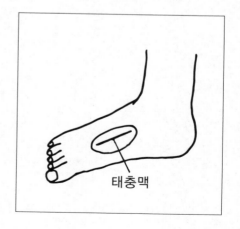

태충맥

한 휴식을 취할수록 좋다.

 * 환자 발등의 태충맥이 뛰지 않으면 따주기 치료를 하지 말라.
 죽을 사람이다.

 * 여름에는 따주기를 기초 치료만 하고 환부에는 1/2로 줄
 인다.

위 치

손의 명칭

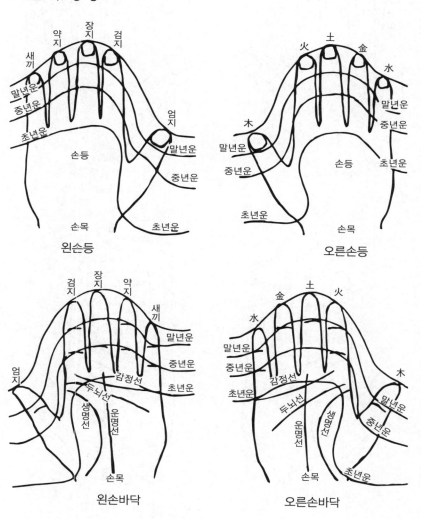

왼손등

오른손등

왼손바닥

오른손바닥

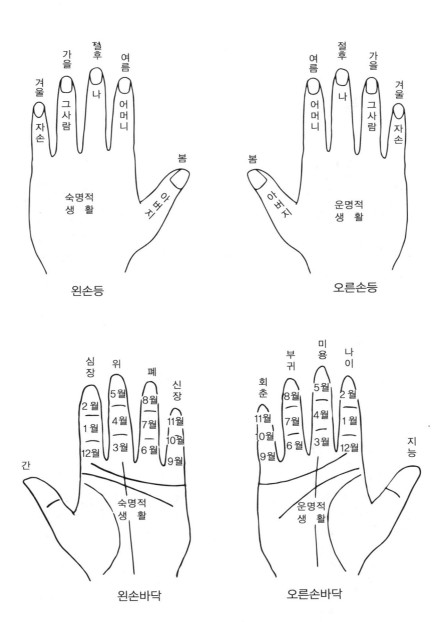

겨울 자손 / 가을 그 사람 / 절후 나 / 여름 어머니 / 봄 아버지

숙명적 생 활

왼손등

봄 아버지 / 여름 어머니 / 절후 나 / 가을 그 사람 / 겨울 자손

운명적 생 활

오른손등

심장 / 위 / 폐 / 신장

2월 / 5월 / 8월 / 11월
1월 / 4월 / 7월 / 10월
12월 / 3월 / 6월 / 9월

간

숙명적 생 활

왼손바닥

부귀 / 미용 / 나이

회춘 / 8월 / 5월 / 2월
11월 / 7월 / 4월 / 1월
10월 / 6월 / 3월 / 12월
9월

지능

운명적 생 활

오른손바닥

왼손등에서 본 인체

손등은 인체의 뒷면을 담당하고 있으므로 인체의 뒷면을 치료할 때는 손등에서 따주기를 한다.

머리가 아프면 손끝 머리에서 따주고, 목이 아프면 손등 목 부위에서 따주고, 발목이 아프면 손가락 발목에서 따주는 방식이다.

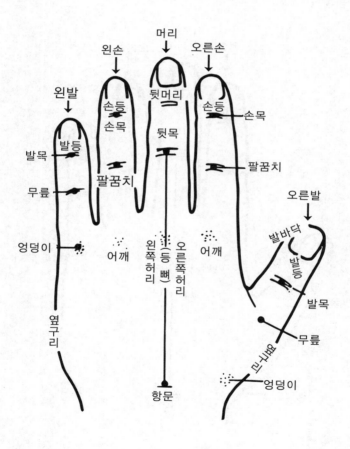

오른손등에서 본 인체

손등의 위치와 인체 뒷면의 위치가 일치하므로 인체 뒷면의 아픈 지점을 손등에서 찾아 따주기를 하면 치료가 된다.

발이 아프면 손가락의 발에서 따주고 엉덩이가 아프면 손가락의 엉덩이 부위를 따준다.

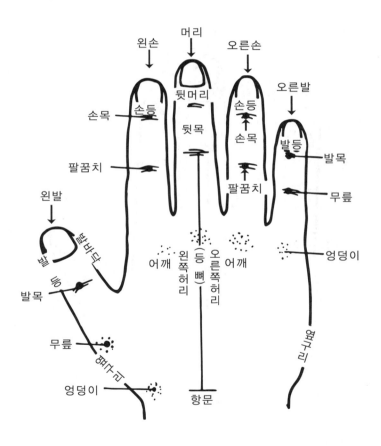

왼손바닥에서 본 인체

손바닥은 인체의 앞면을 담당하므로 인체의 앞면을 치료할 때는 손바닥에서 따주기를 한다. 소화가 되지 않을 경우 손바닥의 위 부위를 따준다.

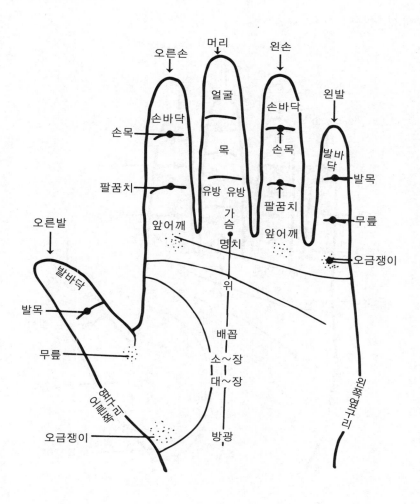

오른손바닥에서 본 인체

손바닥 위치와 인체 앞면의 위치가 일치하므로 인체 앞면의 아픈 지점을 손바닥에서 따주기를 하면 치료가 된다.

얼굴에 여드름이 났을 경우 손의 얼굴을 따주면 얼굴이 깨끗하게 낫는다.

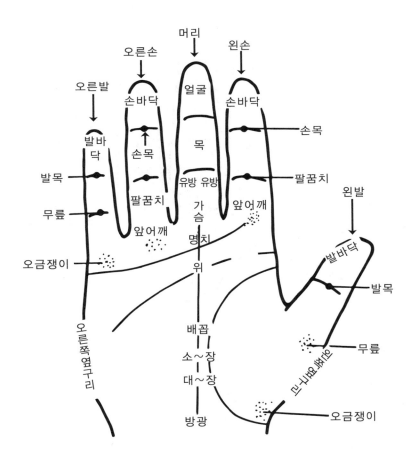

손바닥에서 본 5행의 위치

　5행은 자연과 인체의 기본 균형을 관찰하는 근본이 되므로, 아래의 명칭과 위치를 응용함으로써 모든 병을 치료할 수 있다.

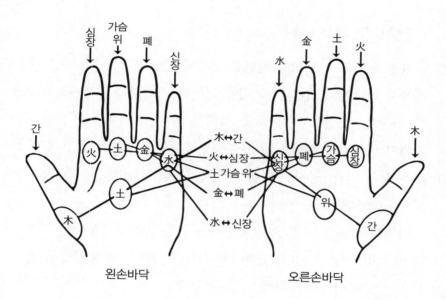

왼손바닥　　　　　　오른손바닥

　자연의 지·수·화·풍·공인 5대五大와 인체의 목·화·토·금·수인 5행五行의 균형이 깨어지면 죄다 병이다, 불행하다고 한다. 5대와 5행의 균형과 조화가 잘 이루어져 있을 때 복이다, 건강하다, 행복하다고 한다. 그러므로 선악善惡의 기준은 자연의 5대와 육신의 5행의 조화가 깨어졌느냐 조화가 이루어졌느냐에 있다.

　5대와 5행으로 보아서 편견·편식·편파적일 때 일색주의 사상이 되며, 사상은 사회의 병폐를 유발시키는가 하면 정신병자를 만들고 만다.

　5대와 5행의 구성을 인정함으로써 4통 8달의 자유를 누릴 수 있으며 생사의 끈을 끊고 해탈의 열반을 즐길 수 있다.

5행으로 본 인체

　육신과 가정과 사회와 자연은 대소의 차이만 있을 뿐 다른 상태에서 공존한다. 건강한 육체에 건전한 정신력을 기를 때 화목한 가정이 이뤄지고 평화로운 사회가 형성된다. 국가와 자연을 지키기 위해서는 자신을 지켜야 하므로 육체를 잘 다스림은 슬기로운 삶이 된다. 공자는 이를 수신제가修身齊家 치국평천하治國平天下라 하였다.

　아래의 도표를 보면 서로 공존하는 가운데서 상생상극이 일어나고 있음을 알 수 있다. 따주기의 치료에 있어서 병의 근원을 알아내는 것도 아래의 도표에서 알 수 있다.

　＊도표를 이해함으로써 따주기를 하기가 쉽다. 도표의 활용은 정신 · 육신 · 환경은 물론 숙세의 업보까지도 알아내는 열쇠이므로 각자 연구를 바란다.

　　예를 들어 엄지손가락 목木에 이상이 있으면 아버지, 머리, 간장, 오른쪽(여자 왼쪽), 눈, 청색, 혈색, 지능, 봄, 동쪽에 이상이 있으며 기타도 그러하다.

5 행	木	火	土	金	水
5 족	아버지	어머니	나	배우자	자 손
5 체	머 리	가 슴	배	팔	다 리
5 장	간 장	심 장	가슴·위	폐 장	신 장
5 방	동 방 오른쪽	남 방 상 체	중 앙 위	서 방 왼 쪽	북 방 하 체
5 관	눈	혀	입	코	귀
5 색	청 색	적 색	황 색	백 색	흑 색
5행담 당부서	혈 색	성 질	영 양	피 부	살
5 복	지 능	나 이	미 용	부 귀	회 춘
계 절	1~2 봄	4~5 여 름	3·6·9·12 절 후	7~8 가 을	10~11 겨 울
5 지	엄 지	검 지	장 지	약 지	새 끼

　　손가락이 전체의 기준에 의하여 가늘거나 굵거나 짧거나 길거나 할 경우 그 형태에 따라 이 상은 달라진다. 참고하여 연구하면 무궁무진한 것을 발견할 수 있다.

　　먼저 나[我]라는 존재가 생존한다.

　　나의 근원과 종말은 시간적으로 또는 공간적으로 현실적, 종교적, 철학적 의미를 달리할 때마다 그 답이 다르다. 그러나 나는 주관적, 객관적, 독립적으로 공존하고 있는 것을 부정할 수 없으므로 이 육신을 내가 아니라고 부정할 수도 없다.

　　나로부터 부모와 처자와 자손이 공존한다. 부모가 존재함으로써 내가 존재하는가, 내가 존재하기 위하여 부모가 존재하였는가를 따지기 전에 모든 근원은 허공이요, 모든 존재는 인연이다. 한 생명을 두고 이야기를 하고 싶다.

육신의 건강의 근원이 위胃요, 만병의 근원도 위가 된다.

누구나 병이 생기려면 먼저 위의 기능에 이상이 생기고, 사람의 체질과 5행에 따라 간·심장·폐·신장의 균형이 깨어지면서 인체의 균형이 깨어진다.

내적인 병은 부모·처자·환경의 인연으로서 과거세의 인과로부터 시작이 되고, 외적인 병은 위·간·심장·폐·신장으로부터 시작이 되므로, 내적인 병은 숙명적이며 외적인 병은 운명이라. 이를 종합하여 보자.

간이 나쁜 사람은 과음과 흡연이 원인이라 하지만 술과 담배는 간과 관계가 없다. 간이 나빠진 근본 원인은 부계父系와의 충돌이 원인이다. 부계란 생아자生我者만이 부父계열이 아니고 양극성을 띠고 있는 상관을 총칭한다. 과장, 사장, 남선생님 등 남자인 상관과 의사가 맞지 않을 경우 간이 나빠지기 시작한다. 술과 담배는 체질에 따라 정신적 육체적 약이 된다. 체질에 따라서 술 담배를 삼가는 것이 좋으나 누구나 술 담배가 나쁘다는 것은 맞지 않다.

어느 날 모 병원에 문병을 갔을 때의 일이다. 옆 침대에 젊은 남자가 누워 있기에 접근하여 보았다. 환자는 술 담배를 전혀 모르는 데도 간이 나빠서 입원했다고 한다. 나는 환자의 수상手像을 보고 이렇게 말했다.

「부모의 재산이 많은데도 자수성가하셨군요. 거사님은 아버지를 미워하고 있습니다. 아버지를 미워하는 업보로 간이 나빠졌으니 병이 나으려면 먼저 효도를 하십시오. 효도하지 않으면 병원에 입원하여 치료하더라도 완치할 수 없습니다.」

하였더니 환자가,

「예, 그렇습니다. 아버님은 부자요, 고집쟁이며 자식을 교육시킨다는 사상으로 내게 한 푼도 주지 않아 나는 자수성가를 하였습니다. 그런데 얼마 전 어머님이 별세하시고 아버님을 모시게 되었는데 지나친 간섭으로 온 식구가 죽을 지경입니다.」라고 말하는 것이었다. 그래서 나는,

「그래도 부모입니다. 사람으로서 동서고금을 통하여 존경할 인물은 부모라 하고, 잊을 수 없는 사람은 배우자라 하며, 끊으려해도 끊을 수 없는 정은 혈육의 정이라 합니다. 부모와 배우자와 자식의 3각이 화합을 하는 가정은 수효修孝의 가정이요, 3각이 불화하는 가정은 금수禽獸의 가정이라 합니다. 아버님을 탓하지 말고 자식 된 도리를 다하지 못함을 참회하면 간은 빨리 낫고 재발하지 않을 것입니다.」라고 말해 주었다.

심장이 나쁜 사람은 모母계열과 화합하지 못한 사람들이다.

일인백소一忍百笑라 하지만 일인만병一忍萬病이라 한다. 참는 것이 아니라 이해하는 것이다. 서로가 서로를 이해하려고 하는데서 화합이 이루어지는 것이지 서로서로 참는다면 서로서로 병

들어 쓰러지고 만다.

　먼저 시어머니는 왜 자기 자녀들의 발은 닦아주면서 며느리 자식의 발은 닦아주지 않으려 하는가. 며느리는 왜 자기 어머님께는 아양을 떨면서 시어머니에게는 아양을 떨지 않는가. 그러기에 한국의 어머니들은 대다수가 심장병 환자요, 심장병으로 하여금 화적이 생하여 고생하는 분들이 많다.

　인욕이란 화합하기 위한 방편이지 참기 위한 것이 아니다. 참는 자는 병이 되고 화합하는 자는 건강하다.

　위는 만병의 근원이다. 체가 끼고 병이 생한다 하였으니, 체하는 것은 음식물이 식도에 걸려 있는 것이 아니라 위의 수축작용이 마비되는 것을 말한다. 급체란 위의 기능이 완전 마비상태요, 조금 지체했다는 것은 위의 기능이 조금씩 약해지고 있음이라. 체를 내는 것은 위에 자극을 주어서 위의 활동을 돕는 역할을 하는 것이다.

　위의 기능이 나빠지는 원인은 식사 불규칙, 운동부족이 주원인이 되기도 하지만 부모처자와 화합하지 못하는 데서 오기도 하고 친구 간에 우애하지 못하는 자는 누구나 위가 나쁘다. 사돈이 논을 사면 배가 아프다는 속담이 있다. 위는 우애하지 못하고 화합하지 못하는 데서 원인이 온다.

　통계적으로 가난한 사람은 위가 좋고 부유한 사람은 위가 나쁘며, 화합하는 자는 위가 좋고 불화하는 자는 위가 나쁘다. 화합은 인간의 근본 도리요, 위는 영양 공급의 근원이다. 위가 나쁜 상태에서는 아무리 값진 보약을 먹는다 하더라도 약의 효과가 적은 것이다.

폐는 부부의 화합을 본다. 태아를 가졌을 때 부부 싸움을 많이 한 사람의 대다수가 폐가 나쁜 자녀를 볼 수 있고, 폐가 나쁜 사람은 부부의 금슬도 좋지 않다. 부부의 금슬이 좋지 않으면 또 자녀의 폐가 나쁘며, 자녀의 부부 금슬도 나빠질 가능성이 많다.

감기에 걸렸을 때 부부 동침은 절대 금물이다. 폐가 약하면 감기에 약하고 알레르기성 체질이 된다. 피부가 거칠고 찌꺼기가 자주 나는 자는 귀인이 되지 못한다. 귀인은 제일 먼저 피부가 곱고 몸에서 향내가 나는 것이다.

부부가 불화하면 폐가 약해지고 피부가 거칠어지며 몸에서 악취가 나니 건강하고 효도하는 자녀를 두기 어렵다. 부부 화합은 음양의 근본이라 부귀영화를 누리는 기본 또한 부부 화합이며, 부부 화합이 깨어지면 폐가 나빠지고 폐가 건강하더라도 가정이 파괴되고 부귀영화는 허공의 뜬구름이 되고 만다.

신장은 자녀들의 일에 대한 지나친 간섭으로 약해지게 된다. 모든 생명은 자기 복제와 신진대사로써 조건반사의 본능이 있어 자체 보존을 지속하고 있으므로 지나친 간섭은 화합을 깨뜨리고 만다. 신장이 약하면 약할수록 자녀들의 진로가 어둡고 신장이

강하면 강할수록 자녀들의 진로는 밝다.

　부모의 신장은 자녀들과 밀접한 관계가 있음을 볼 수가 있다. 10세 미만의 자녀들이 아플 때 아버지나 어머니의 양손에서 신장 부위를 5~10회 따주기를 하면 자녀들의 감기는 물론 여러 가지의 병이 낫는 것을 볼 수 있고, 밤에 잠을 칭얼댈 때도 부모의 신장 부위를 따주면 아기가 5~10분 후에 잠이 드는 것을 볼 수 있다. 자녀들이 말썽을 부리는 것은 자신의 신장이 약한 원인이요, 신장이 약한 것은 자녀를 과잉보호하는 데서 원인이 오기도 한다.

　자녀들의 병은 부모의 치료, 즉 원격시술을 응용하면 잘 낫는다. 10리, 100리 밖에 떨어져 있는 아이라 하더라도 10세 미만의 아이들은 부모의 원격시술로 자녀의 병이 낫는다.

　모든 병의 근원은 일가친척 간에 화합의 균형이 깨어지는 데서부터 시작된다. 어린애들의 병은 조상과 부모의 죄로 일어나는 병이다. 물론 숙세의 업보요, 과거세의 죄보며 인과이지만, 원인은 일가친척의 불화가 시간적, 공간적으로 나타나는 것 또한 사실이다.

　누구를 원망하고 누구를 저주할 것인가! 모두가 자기 자신을 기점으로 일어나는 인과인 것을. 자기 손에 나타나는 간의 위치를 눌러서 아픈 것은 자신의 부계열을 저주한 죄요, 심장의 위치를 눌러서 아픈 것은 자신의 모계열을 저주한 죄요, 위의 부위를 눌러서 아픈 것은 일가친척·친구 간에 우애하지 못한 죄요, 폐의 부위를 눌러서 아픈 것은 부부 갈등의 원인이요, 신장의 부위를 눌러서 아픈 것은 자녀에게 과잉보호·과잉기대를 가지고 남의 자녀들을 미워하는 원인이다.

공술이나 공돈을 찾아 헤매는 건달 생활과 금전과 명예만을 누리려고 갖은 수단을 부리는 환경에서부터 일가친척의 우애가 깨어지기 시작하면서 여러 가지 병이 시작된다. 건강하며 행복하고 싶거든 일가친척·친구 간에 우애하라.

성훈 따주기의 위력은 인류의 전무후무한 시술법으로 병명을 가리지 않고 시술할 수 있으나, 우애하지 못하고 불화하는 가정은 따주기만으로 치료되지 않는다.

진 맥 법

손 부위에서 병을 찾는 법

혈이나 맥을 가리지 않는다. 손 위치와 인체 위치를 대조하여
인체의 아픈 위치를 손 위치에서 눌러 보면 통증을 느끼는 곳이
있다. 통증을 느끼는 정도에 따라 병의 정도를 알게 되며 손의 아
픈 위치를 따주면 병이 낫는다.

〈오른쪽 무릎이 아플 때 오른쪽 새끼손가락의 무릎마디를 누르
면 통증이 있고, 왼손의 엄지손가락 무릎마디를 눌러도 통증이
있다. 무릎의 앞 · 뒤 · 옆 · 상 · 하의 위치에 따라 손가락에서도
앞 · 뒤 · 옆 · 상 · 하의 위치에서 통증이 나타난다.〉

간 · 심장 · 위 · 폐 · 신장 등도 기능이 좋지 않을 경우 손 위치
에서 눌러 보면 통증이 있고 통증이 있는 위치는 간 · 심장 · 위 ·
폐 · 신장 등이 안 좋다는 것이다. 5장을 차례로 눌러 보면서 어
느 부위가 더 아프냐에 따라 병의 정도를 알 수 있으며 진맥에 있
어서 손바닥의 혈색도 참고가 된다.

간이 나쁘면 노란색을 띠고, 심장이 나쁘면 검붉은 색을 띠고,
위장이 나쁘면 어두운 색을 띠고, 폐가 나쁘면 검정 반점이 많고,
신장이 나쁘면 흰색을 띠고 있다.

3가지 이상의 합병증일 때는 어두운 재색이며, 손이 차고 부드럽지 않을 경우가 많다.

병의 근원을 찾는 법

일시적인 상처라 하더라도 원인과 근원이 있으나 가벼운 상처, 독충 등은 원인이나 근원을 무시하고 부분 따주기를 하면 된다.

중병 환자는 반드시 근본치료를 하여야 한다.

위를 중심으로 하여 상체의 병의 근원은 심장에 있다. 심장은 인체의 상부를 담당하고 있기 때문이다. 위를 중심으로 하체의 병의 근원은 신장에 있다. 신장은 하체를 담당하고 있기 때문이다. 근본치료에 위·심장·신장을 기점으로 폐와 간을 점검하여 응용 따주기를 한다.

중생이 끝나지 않는 한 병도 끝이 없다고 한다. 육체의 병, 정신적인 병, 도덕적인 병 중에 가장 심하게 앓고 있는 것이 도덕적인 병이다. 육체의 병과 정신의 병은 통증과 고통이 따르고 있지만 도덕적인 병은 인생관을 정립한 자만이 치료할 수 있는 병이기 때문이다.

모든 사람들이 육체의 병과 정신의 병을 치료하려고 하지만 도덕의 병은 무관심한 실정이며, 또한 도덕의 치료에서도 그 근본은 생사를 끊고 해탈의 자유를 누릴 때 치료가 완치되는 것이다.

도덕의 근본치료 과정에서 인체의 본래 생리인 상체의 화火가

하체로 내려오고 하체의 수水가 상체로 올라가서 생리의 자리바꿈이 일어나야 한다.

〈수승화강水乘火降〉

수행자들은 수도 도중에 상기병을 많이 앓게 된다. 상기병은 수승화강의 작업의 일종이다. 수행자들이 수행 과정에 선기 · 선율 · 선정을 얻음으로써 수승화강의 체질로 바꾸어진다.

수행자나 일반인의 도덕적 행사나 집념으로 인체에서 열을 느끼거나 땀을 흘리는 어떠한 뜨거운 영감을 얻게 됨은 화강火降이 아닌 화승火乘이 되어서, 구제불능의 도덕병(종교병)에 걸리고 만다. 도덕병 환자들이 일방적인 안목을 얻게 됨은 동물과 다를 것이 없다.

수행자는 수도 과정에서 화강과 화승을 식별하는 자기 점검이 있어야 한다.

＊ 환부를 누를 때 엄지손가락을 70°의 각도로 손목의 힘 1/2
정도를 가하여 눌러 본다.

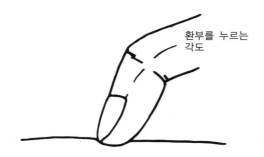

환부를 누르는
각도

신神병을 아는 법

신이란 신경神經의 준말이다.

신경이란 기氣를 말한다.

기란 생명력生命力이다.

생명력은 신기神氣다.

신기란 업력業力이다.

업력이란 인과因果다.

인과란 윤회輪廻다.

윤회란 자업자득自業自得이다.

자업자득은 내외內外가 있다.

내적일 때 정신精神이요

외적일 때 귀신鬼神이다.

정신과 귀신은 불이不二다.

신경의 부작용을 찾아보자.

위의 부위는 인체의 어깨이다.

신점神点을 눌러서 통증을 느끼면 빙의가 된 것이요, 통증을 느끼지 않을 경우 빙의가 되지 않은 것이다. 남자의 경우 왼쪽 신점이 더 아프면 남자령이 빙의한 것이요, 오른쪽 신점이 더 아프면 여자령이 빙의한 것이다. 두 신점이 같이 아프면 남녀의 영이 빙의된 것이다. 여자일 경우 남자 신점과 반대로 나타난다.

빙의된 자가 어느 영인가를 알아내는 방법이 있다.

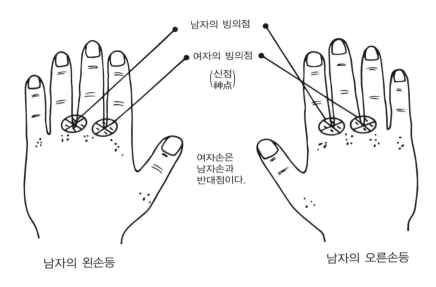

남자의 빙의점

여자의 빙의점

(신점)
(神点)

여자손은
남자손과
반대점이다.

남자의 왼손등

남자의 오른손등

목木 - 간이 나쁘면 조부모나 조상신이요, 화火 - 심장이 나쁘면 부모 돌림의 신이 빙의한 것이요, 금金 - 폐가 나쁘면 하수인의 신이 빙의한 것이요, 수水 - 콩팥이 나쁘면 자손의 신이 빙의한 것이다. 5장이 나쁘더라도 신점을 눌러서 아프지 않은 병은 신이 빙의한 것이 아니라 인체의 균형이 맞지 않는 증거이다.

귀신에는 꼭 죽은 귀신만 있는 것이 아니라 산 귀신도 있다. 또한 사람 귀신만 아니라 천지와 자연 동물의 신도 신이다.

신이 빙의되었다 하더라도 신점을 따주면 모든 악령이 스스로 떠나게 되지만 근본치료가 되지 못한다. 신점의 근본치료는 병에 따라 지장경을 읽거나 지장보살을 염하거나 금강경, 부모은중경, 지장경, 불경을 법공양하면 근본치료가 된다. 수행자는 매일 신점을 2~3점씩 따주면 정진에 큰 도움이 된다.

따 주 기

기초 따주기

기초 따주기는 병의 원인을 알고 모르고를 가리지 않으며 모든 중독과 연탄가스, 기절, 대소의 만병 치료의 기초다.

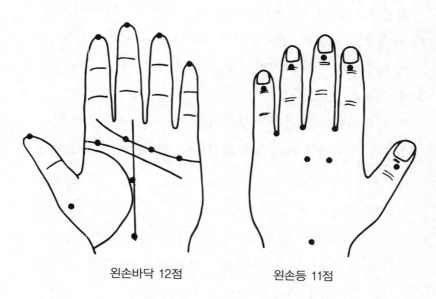

왼손바닥 12점   왼손등 11점

오른손도 왼손과 같이 따줌으로 기초 따주기가 된다.

중병이 아닐 경우는 기초 따주기를 하지 않아도 되지만 중병일 경우는 기초 따주기를 해야 한다.

양손을 다 따주되 순서는 바뀌어도 최후에 따주는 곳은 약지의 끝을 따주어야 한다. 약지의 끝은 손을 담당하고 있기 때문에 손끝을 따줌으로써 손의 모든 통증이 일시에 사라진다.

기초 치료만이 아닌 부분 치료를 하더라도 따주기가 끝날 때마다 약지의 끝을 따주어야 한다.

노인이나 기운이 떨어진 환자는 기초 따주기로 양손의 23점을 따고 환부에 10~20점 이상을 따지 않는다. 보통의 경우 기초 23점을 따고 병에 따라 100~200점을 넘지 않으면 안 된다.

매일 24시간 간격으로 따주기를 하는 것이 좋으나 환자의 편의에 따라 2일 또는 3일 간격으로 따주기를 해도 좋다. 3일 이상 넘어서 따주기를 하면 효력이 조금 감퇴하나 1달 간격으로 따주어도 큰 차이는 없다.

피가 부족한 사람에게 헌혈은 금물이다. 피가 부족한 자라도 기초 따주기를 하면 피가 자체 생산된다. 헌혈은 절대 금물이다.

화 합

간 · 심장 · 위 · 폐 · 신장 – 내 몸 안에 있고

봄 · 여름 · 가을 · 겨울 – 지구에서 일어나며

우주 삼라만상이 내 인식권 안에 있다.

질서를 행하는 자, 그가 곧 불보살

질서를 따르는 자, 그가 곧 수효행자라.

봄이 오면 새싹 나고, 가을이 오면 단풍 든다.

융통성 있는 따주기

3년 이상 된 병은 융통성 있게 따주기를 하여야 한다. 심장의 열병을 앓는 사람은 대다수가 머리(머리카락이 난 부분)가 마비되어 있다. 따주기를 할 때마다 머리를 10~30회 정도 따주고 손을 딴 다음 발을 5~20회 따준다.

허리일 경우는 허리에서 5~10점을 따주고 손에서 딴 다음 발에서 5~20점을 따준다.

즉, 통증 부위와 손과 발을 함께 따주면서 병에 따라 더 따주고 덜 따주는 융통성을 가진 것이다.

발에서 10점을 딸 경우 발등 2점, 발바닥 3점, 발 옆으로 5점을 따준다. 20점을 딸 경우는 위의 배로 점 수를 늘인다.

합병증일 경우는 100~300점까지도 딴다.

15세 미만일 경우 보통 시술의 1/2로 줄인다. 10세 미만은 머리와 발에 1점씩만 한다. 5세 미만일 경우는 특별한 환자가 아니면 손에서 1~2점 미만이어야 한다. 20세 미만의 병은 90%가 부모의 잘못으로 일어난 병이다. 부모의 신장 따주기를 겸하라.

모든 병은 홀로 존재하지 않는다. 5행이 서로 상생하며 상극을 이루듯이 병도 서로 공존하므로 오래된 병은 합병이 되어 있으니 합병 치료를 해야 한다.

병을 세균의 병과 정신의 병으로 분류한다면 20세 전은 부모의 죄업으로 병이 든다고 한다. 어린아이들이 병들면 어린아이의 치료와 함께 부모들이 자기 참회를 함으로써 아기의 병이 빨리 낫는다. 참회의 기도를 곁들여 치료하는 것이 현명한 치료다.

불효자의 자녀들은 대개가 고질병 환자임을 볼 수 있으며 사회의 지탄을 받는 자의 자녀들도 문제아가 많다. 참회하며 따주기와 약물치료를 하면 빨리 낫는다.

간 따주기

간 치료에 있어서는 기초 따주기를 끝내고 간 치료를 한다.

병의 정도에 따라 간 부위에 5~10점을 따주되 양손을 같은 비율로 따준다.

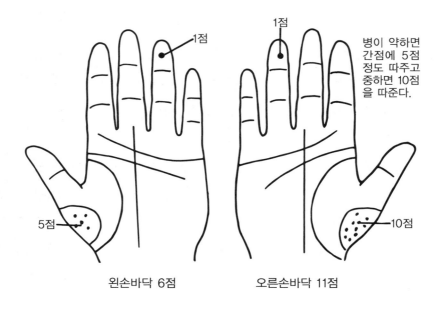

병이 약하면 간점에 5점 정도 따주고 중하면 10점을 따준다.

왼손바닥 6점   오른손바닥 11점

술과 담배는 간과 폐에 이익이 적다.

간이 나빠지면 오후에 몸이 피곤해지며 눈이 나빠진다. 병에
따라 다르지만 10~20회에 완치한다. 또한 얼굴색과 손바닥에 노
란색을 띤다. 파란 엽록색의 음식이 간에 좋다.

심장 따주기

기초 따주기를 하고 심장 부위를 양손에서 병의 정도에 따라
5~10점을 따준다.

생활환경의 균형이 깨어지면 심장에 이상이 생기면서 성질의
변화가 시작된다. 공포증·우울증 등의 증세는 물론 가출·도

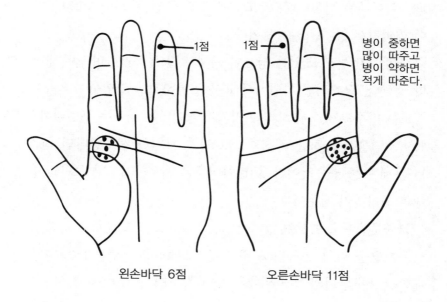

1점

1점

병이 중하면
많이 따주고
병이 약하면
적게 따준다.

왼손바닥 6점   오른손바닥 11점

벽·폭력사고를 저지른다. 심하면 호흡 장애를 일으키며 심장 협착 또는 판막증·이중성격·정신착란·신경성의 여러 가지 병의 원인이 심장이다.

위의 모든 병들은 양손에서 같은 비율로(오른손이 7점이면 왼손도 7점) 따준다. 융통성을 작용하여 머리에서 10~20점 따주고, 발 따주기에서 5~10점을 곁들여 따주면 어느 병이나 10회 안에 완치된다.

사회에 물의를 일으키고 교도소에 수감 중인 죄의 원인은 심장병환이므로 교도소는 심장병을 치료하는 병원이어야 한다. 따라서 따주기는 교도소와 소년원에서 사용하여야 하겠다.

죄罪란 지地·수水·화火·풍風 4대四大의 균형이 깨어짐으로〔非〕 일어나는 현상이다. 교도소에 수감 중인 죄인은 4대의 균형이 깨어져서 일어난 환자들이다.

사회 문제가 되고 있는 청소년 문제가 날로 증가하며 난폭해 진다고 한다. 국가적인 차원에서 교육을 통하고 종교인들이 청소년 선도를 다루고 있으나 오히려 범죄가 늘어나는 이유는 무엇일까?

청소년을 선도하는 정신력으로 자기 자신을 선도한다면 청소년 문제는 줄어들 것이다. 어린아이들은 배운다기보다 모방과 흉내를 좋아하기 때문이다.

교육문제에도 이상이 있다.

유치원을 나와 초등학교 6년, 중·고등학교 6년, 대학교4년, 대학원 2년을 나와 외국유학을 다녀온 사회의 기둥이 된 선구자들에게 묻고 싶다. 가보가 무엇이며, 가훈이 무엇이며, 가풍이 있느냐고.

고등학생 이하의 학생들에게 묻고 싶다. 성이 무엇이며, 본은 어디며, 어느 자손이며, 몇 대 손이며, 할아버님·할머님 존함을 알며, 부모님의 생년월일은 언제며, 너는 어느 선조의 외손이냐고 말이다.

우상은 철학의 단어요, 일방통행의 사상이지만 상징은 종교의 단어다.

비둘기는 평화의 상징이며, 조상은 뿌리의 상징이며, 국기는 나라의 상징이요, 국화꽃은 국민성의 상징이며, 불상은 해탈의 상징이요, 종교는 열반의 상징이건만, 제사를 우상이라 하며 단군성전을 우상이라 하니, 그 정체는 사상 간첩이 아닐까. 청소년 문제는 태아교육부터 잘못되고 있다.

> ## 인 생
> 가보家寶가 없는 가정은
> 인면금수人面禽獸 가정이요,
> 가훈家訓이 없는 가정은
> 인면철피人面鐵皮 가정이며,
> 가풍家風이 없는 가정은
> 뿌리 없고 줄기 없는 낙엽이라.

《숲속의 이야기》에서 태아교육을 밝힌 바 있으니 머지않아 다시 태아교육을 집필하고 싶은 마음이 있다.

위 따주기

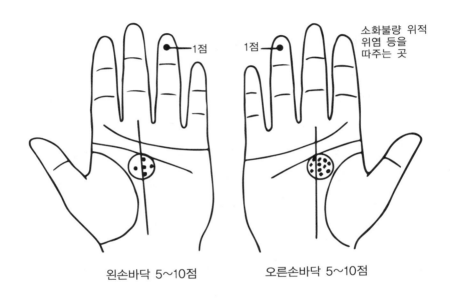

소화불량 위적 위염 등을 따주는 곳

1점

1점

왼손바닥 5~10점

오른손바닥 5~10점

기초 따주기를 하고 각 손의 위장 부위를 5~10점을 따준다. 위가 약하면 자주 체하며 소화가 잘되지 않는다. 근래에 위장병 환자가 급속도로 늘어나면서 어린아이들도 위의 기능이 약하며 나빠지고 있다.

심장이 나빠지면 자연히 위도 나빠지며 심장의 열이 위에 미치면 적취(화병)가 생긴다.

근래에 적 환자가 급격히 늘어나고 있는데 그 원인은 심장의 열도 있겠지만, 방부제(인스턴트식품)가 든 음식과 화학조미료를 과잉 섭취하여 방부제와 화학물질이 인체에 들어가 인체생리를 둔화시키면서 일어나는 현상이다. 이는 위·간·신장 순으로 나빠진다. 꿈나무이자 희망의 열매인 아들딸들에게 인스턴트식품과 화학조미료는 될수록 적게 먹이거나 안 먹이는 것이 좋다.

방부제나 화학물질을 과잉 섭취하면 소화기의 둔화로 신경이 날카로워지며 머리가 둔화되다가 신경병에 걸리고 만다. 물론 위의 반대 이론도 전개할 수 있다.

보약도 과잉 섭취하면 병이 되며 천연식품을 많이 먹어도 운동 부족이 되면 병이 되기 때문이다.

삼천리금수강산 이대로 좋은가. 방방곡곡에 유실수를 장려하고 전국 국도변의 가로수 또한 유실수로 바꾸고 개나리도 약개나리로 바꿀 수는 없을 것인가. 이 세상에 와서 일생에 단 한 그루의 유실수만이라도 심어 보는 것은 후손들에게 존경받을 일이다.

식품산업을 하는 기업가들은 자연식품개발에 앞장을 서 주고, 국민들도 인스턴트식품이나 화학조미료보다 자연식품을 섭취하는 국민이 된다면 심신의 건강에 지름길이 될 것이다.

적이 생겼을 경우 기초 따주기를 하고 위를 양손에서 5~10회 따주고, 양쪽 발바닥 중심부를 기점으로 5~10회씩 따주기를 1~3일 간격으로 5~7회 따주면 대다수는 완치가 되나 심한 자는 장기 치료를 해야 한다. 체하였을 경우는 위 부위를 한 번만 따주어도

체는 내려간다.

폐 따주기

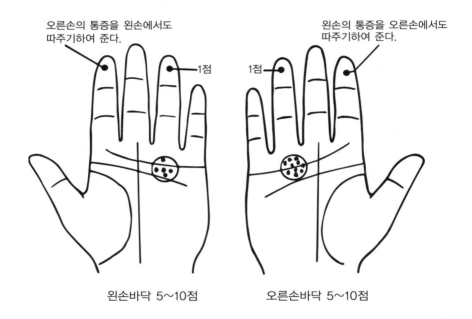

오른손의 통증을 왼손에서도
따주기하여 준다.

1점

왼손의 통증을 오른손에서도
따주기하여 준다.

1점

왼손바닥 5~10점   오른손바닥 5~10점

  기초 따주기를 하고 폐의 부위를 5~10회 따주기를 한 후, 바닥
중심부에서 3~5회를 따준다.

  폐가 약하면 감기는 물론 피부병에 약하고 알레르기성 피부가
된다.

  폐가 약하면 지구력과 주체성이 약해진다.

  마음은 심장에 있는 것도 아니요, 뇌에 있는 것도 아니며, 인체

내에 있는 것도 아니요, 인체 밖에 있는 것도 아니다.

인연 따라 일어나고 스러지는 것이 마음이다.

마음은 단전丹田을 기점으로 움직이고 있다. 단전은 인체의 중심점이요, 마음의 기점이다.

단전호흡을 연마하여 생활화된다면 폐는 물론 심신의 건강을 유지하는 좋은 방편이 될 것이다. 1분도 쉬지 않고 공기를 호흡하여 산소를 끌어들이는 폐의 기능을 강하게 하는 길은 단전호흡이다.

단전호흡은 인체의 건강만이 아니라 마음의 건강은 물론 명상의 지름길이며, 불생불멸不生不滅의 근본 자리인 자성自性을 증득하는 지름길이기도 하다.

신장 따주기

기초 따주기를 한 다음 신장의 부위를 5~10회 따주고 발바닥 중심부에서 3~5회 따주기 식으로 2~3일 간격 5~7회 치료하면 낫는다.

신장이 나쁘면 땀이 흐르고 몸이 잘 붓는다. 살이 많이 찐 것은 대다수가 신장이 좋지 않은 원인이다.

신장은 하체를 담당하며 자손의 운도 본다. 즉,

- 목木 – 간의 줄기인 엄지의 균형이 좋지 않음은 유전과 부모 복이 적음을 말하니, 간이 나쁜 자는 불효자라는 말도 된다.
- 화火 – 심장의 줄기인 검지의 균형이 좋지 않음은 외족이나

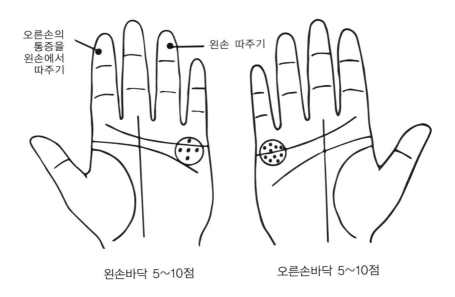

오른손의
통증을
왼손에서
따주기

왼손 따주기

왼손바닥 5~10점   오른손바닥 5~10점

> 신 장
>
> 숙명은 손에 있는 것도 아니요, 얼굴에 있는 것도
> 아니며, 5행도 아니라 인과의 업보인 것이다.
> 운명은 자연을 알고 나의 능력을 알며 수도하며
> 효도함이라 인과의 업을 초월한 길이다.

어머니의 복이 적음을 말하며, 심장이 나쁜 자는 어버이에
게 효도하여야 한다.

● 토土 – 위장의 줄기인 장지의 균형이 좋지 않음은 자신을 반
성하지 못하며 남을 질투하는 자가 많다. 위가 나쁜 사람은

심신의 건강에 주의하여야 한다.

● 금金 – 폐의 줄기인 약지의 균형이 좋지 않음은 지구력과 주체력이 약하며, 폐가 나쁜 자는 배필의 복도 적다는 것이다.

● 수水 – 신장의 줄기인 새끼의 균형이 좋지 않음은 심신의 부자유가 심하며, 신장이 나쁘다는 것은 자손의 운도 약하다는 것이다.

산후풍이 상체로 오면 심장이 나쁜 까닭이요, 하체로 오면 신장의 기능이 좋지 않은 까닭이다. 흰 죽이나 흰 음식은 신장을 보호한다.

이상의 간 · 심장 · 위 · 폐 · 콩팥이 인체의 주역을 하므로 5장의 기능만 보호하면 지엽적인 모든 병은 쉽게 치료된다. 어떤 병이든 근본은 5장에 있고, 5장의 근본은 심장 · 위 · 신장에 있고, 심장 · 위 · 신장의 근본은 위에 있다. 위를 잘 보호하는 것이 최상의 건강비결이다.

신장염, 신장결석, 신장 기능축소 등등 신장의 병명을 붙일 필요가 없다. 신장의 이름마저 몰라도 관계없다. 오직 어느 부위가 아프면 그 부위만 따주어서 건강하면 된다.

손 끝마디의 비밀

저마다 타고난 숙명을 노력으로 개척한다.

손끝을 따주는 것은 숙명의 10~20%를 개척한다.

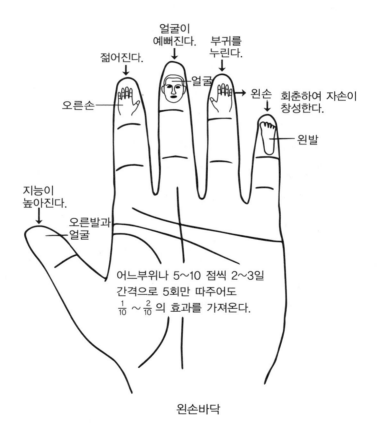

얼굴이
예뻐진다.

부귀를
누린다.

젊어진다.

얼굴

오른손

왼손

회춘하여 자손이
창성한다.

왼발

지능이
높아진다.

오른발과
얼굴

어느부위나 5~10 점씩 2~3일
간격으로 5회만 따주어도
$\frac{1}{10}$ ~ $\frac{2}{10}$ 의 효과를 가져온다.

왼손바닥

엄지의 비밀-혈색 담당

따주기를 5~10점씩 2~3일 간격으로 5회만 하여도 숙명의 두뇌보다 더 높아진다.

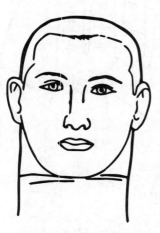

왼손 엄지 끝마디에서
본 얼굴

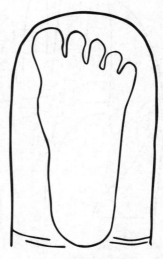

왼손 엄지 끝마디에서
본 오른발바닥

왼손의 엄지 끝마디는 얼굴과 오른발을 담당하고 오른손의 엄지 끝마디는 얼굴과 왼발을 담당한다. 얼굴과 발을 치료하면 집중력과 지능이 높아지고 혈색이 좋아진다.

엄지 끝마디에 인체를 그려 보면서 인체의 통증 부위를 매일 따주면 인체의 어느 부분도 치료가 되지만 시일이 많이 걸리므로 엄지손가락은 얼굴과 발과 지능과 집중력 치료를 중점으로 한다.

검지 끝마디의 비밀-성질 담당

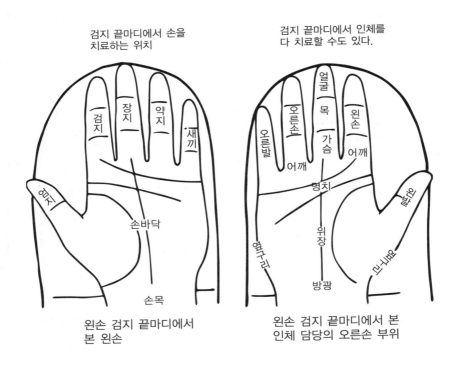

검지 끝마디에서 손을
치료하는 위치

검지 끝마디에서 인체를
다 치료할 수도 있다.

검지

장지

약지

새끼

엄지

손바닥

손목

왼손 검지 끝마디에서
본 왼손

얼굴

오른손

목

왼손

오른발

가슴

어깨

어깨

명치

발원

오른손

위장

옆구리

나방원

방광

왼손 검지 끝마디에서 본
인체 담당의 오른손 부위

　　왼손 검지 끝마디에서는 오른손을 담당하고 오른손 검지 끝마
디에서는 왼손을 담당하는 것이 원칙이지만, 예외에서는 왼손 검
지 끝마디에서 오른손 왼손을 다 치료할 수 있고, 왼손 약지에서
도 오른손 왼손을 다 치료할 수 있다. 이와 같이 오른손에서도 자
유로이 치료할 수도 있으며 손만 치료하는 것이 아니라 왼손 검
지의 끝마디에서 인체 전부도 치료한다.

　　검지를 5~10점씩 2~3일 간격으로 5일 정도 따주기를 하면 스스로 젊어진다. 이해를 돕기 위한 것이 오히려 혼란을 일으키는 것 같아서 요점만 말하고자 한다.

왼손 검지 끝마디와 오른손 검지 끝마디로 각각 반대의 손을 치료하면 성품이 온순해지며 젊어지게 하는 비밀을 가지고 있다는 것만 알면 된다.

장지 끝마디의 비밀-영양 담당

오른손이나 왼손의 장지 끝마디는 인체의 얼굴을 담당하고 있으며, 5~10점씩 2~3일 간격으로 5회 정도 따주면 숙명의 10~20%는 좋은 현상을 나타낸다. 즉 얼굴이 예뻐지고 영양 공급

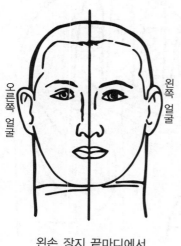

왼손 장지 끝마디에서
본 얼굴

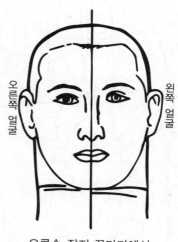

오른손 장지 끝마디에서
본 얼굴

이 잘된다. 미용과 영양을 담당하는 장지의 끝마디에서 눈·귀·코·입은 물론 인체의 병까지도 치료가 된다.

귀염환자는 1~3회에 완치하며 축농증도 함께 따주면 쉽게 완치된다. 다래끼·치통 등은 1회 1시술로 완치된다.

약지 끝마디의 비밀-부귀영화

오른손의 약지 끝마디는 오른손을 담당하고 왼손의 약지 끝마디는 왼손을 담당하는 것을 원칙으로 하고, 오른손의 약지 끝마디로 왼손도 치료하고 왼손의 약지 끝마디로 오른손도 치료할 수

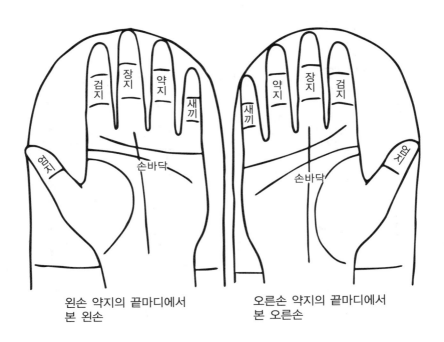

왼손 약지의 끝마디에서
본 왼손

오른손 약지의 끝마디에서
본 오른손

있다는 것을 말해 둔다.

손을 치료하면 부귀영화를 누릴 수 있는 열쇠가 된다. 검지와 맡은 바는 비슷하나 검지는 마음을 담당하고 약지는 부귀를 담당하고 있다.

턱없는 소리라고 하겠지만 건강이 제일의 재산이며 마음의 만족이 더 큰 재산이 되는 것이다. 5~10점씩 2~3일 간격으로 5회만 따주어도 마음의 양식이 풍성해진다고 한다.

귀인은 손이 부드럽다고 한다.

약지의 끝마디를 따주면 손이 한결 곱고 부드러워진다.

> ### 약 지
> 한 티끌 안에
> 우주가 들어있고,
> 티끌마다 그러하다.
> 유전인자, 성격 따라
> 인과응보 돌고 돌아
> 오늘날에 인간 몸이라.
> 한 방울 피가 흐려도
> 인체가 병이 든다.
> 한 생각 바로잡아
> 육신을 가꿔보자.

새끼 끝마디의 비밀-회춘

오른손 새끼손가락은 오른발을 담당하고 왼손 새끼손가락은 왼발을 담당하고 있으며 회춘을 시킨다.

새끼손가락에 발이 들어 있으니 새끼손가락을 따주면 발이 치료된다.

옛날 결혼식에서 신랑의 발바닥을 주먹이나 방망이로 때리는 것을 볼 수 있었다. 발바닥을 때리면 위가 좋아지고 회춘이 되기 때문이다. 신랑의 발을 때리는 것은 위와 양기를 강하게 하는 행위였다. 5~10점씩 2~3일 간격으로 5회만 따주어도 발만 치료되

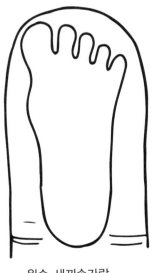

왼손 새끼손가락
끝마디에서 본 왼발

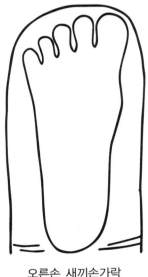

오른손 새끼손가락
끝에서 본 오른발

는 것이 아니라 위와 성기능도 좋아지며 자손도 심신의 건강이
좋아진다.

```
            자   손
        두 발로 선다.
        둘이서 산다.
        시간과 공간으로부터
        객관성으로부터
        주관성을 발견하며
        세월은 흐른다.
        원점을 향하여
        아버지와 아들이
        나란히 걸어간다.
```

따주기의 응용법

따주기와 구병경救病經

이제부터는 환자 따주기의 응용을 몇 가지 밝히려 한다.

책이 많은 나라는 도인이 적다고 하듯이 상세하게 써 놓으면 응용술이 늘지 않으며 자기 연구가 없으므로, 여기서는 요점만 기록하여 스스로 터득한 다음 하나를 보고 10~100을 알아내는 지혜가 있기를 바란다.

무릎에 물이 들어 있을 경우 새끼손가락의 무릎 부위에서 따주기를 하면 피가 아닌 물이 나오는 예가 많다.

약물중독이 되어도 피가 잘나지 않는다.

신비하고 신기한 체험을 많이 할 것이다.

비를 맞을 때나 목욕을 할 때를 제외하고는 때와 장소를 가리지 않는다. 일을 하면서, 걸어가면서, 식사 중, 서고 앉고 눕고 잠들고를 관계하지 않는다. 병과 사람에 따라서 따주기 또한 자유로이 한다.

기초 따주기를 한 손만 할 수도 있고 환부 따주기만 할 수도 있으며, 한 손가락만 따주기를 할 수 있고, 1점을 1회만 따주기 하여도 된다.

병이 중하지 않고 가벼운 통증이나 근육통, 운동 과로 등은 1점 1회만 따주기 하여도 완쾌함을 볼 수 있다.

따주기를 하는 자세는 항상 중생의 고통은 나의 고통임을 알고 상대를 보지 말며 병을 관찰하여 손·머리·발·환부를 따주되 순서는 없다.

따주기를 하면서 구병경을 외우면 병이 잘 낫는다.

구 병 경(救病經)

나무 아미타불 (南無 阿彌陀佛)

나무 관세음보살 (南無 觀世音菩薩)

나무 인로왕보살 (南無 引路王菩薩)

나무 지장보살 (南無 地藏菩薩)

나무 제불보살마하살 (南無 諸佛菩薩摩訶薩)

환자가 구병경을 듣고 외우면 숙세의 업장이 소멸되고 심중 소원이 성취되며 극락 가는 지름길이라고 한다. 구병경은 육체의 병만 치료하는 것이 아니라 마음의 병과 숙세의 업장을 소멸시키는 경이다. 주야로 독송하면 화두 중에 최상의 화두요, 염불 중에 최상의 염불이 되므로 최상의 공덕이 된다.

얼굴 따주기

얼굴에 동상·편두·눈·코·입·귀·여드름·버짐·백반·화상·근육통·안면풍 등 가지가지의 크고 작은 병이 났다 하더라도 가벼운 병은 장지 끝마디 하나에서 따주기를 하며, 조금 심할 경우 양손의 장지를 따주며, 더 심하면 기초 따주기를 한 후 병의 근원이 심장이니 심장과 기타의 근원을 따준 다음 양손의 엄지와 장지를 따주기 한다.

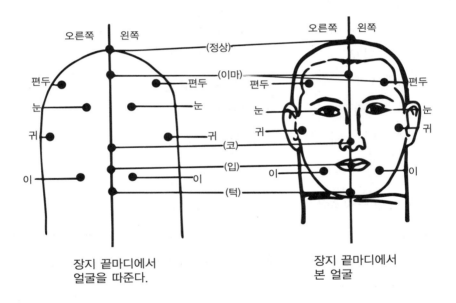

장지 끝마디에서
얼굴을 따준다.

장지 끝마디에서
본 얼굴

항상 병의 정도에 따라 따주기의 점수와 횟수를 늘이고 줄인다.

환자가 아파서 따주기를 안 하겠다고 하면 그 정도는 참을 수 있으므로 병이 아니다. 병이 심할수록 따주기는 아프지 않기 때문이다.

편도 따주기

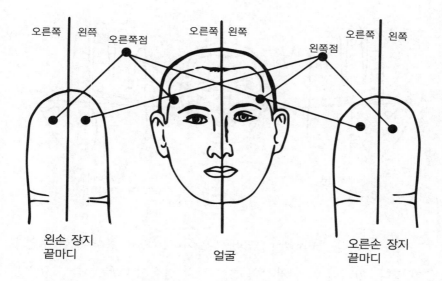

편도를 따주는 곳은 장지의 끝마디와 엄지의 끝마디에 있다. 심할 경우 먼저 머리의 정상을 기점으로 10~20점정도 따준 후에 심장을 5점정도 따주고, 편도점 엄지와 장지의 끝에서 각각 1~5점씩 따서 피를 뽑아 버리는 따주기를 2~3일 간격으로 3~5회면 거뜬히 낫는다. 따준 곳은 피가 나오지 않을 때까지 피를 빼 줄수록 효과가 좋다.

축농증 따주기

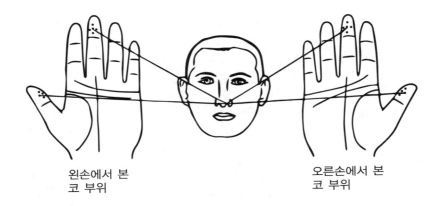

왼손에서 본
코 부위

오른손에서 본
코 부위

어느 병이나 그러하듯이 코에서 일어나는 병의 종류 또한 수없이 많다. 이러한 여러 가지의 병은 각각 성질이 다른 만큼 치료의 방법도 다양하다.

따주기는 이러한 병폐가 없다. 병의 이름은 알아서 무엇 하며 성질은 알아서 무엇 할 것인가.

병의 정도에 따라 따주기만 하면 된다. 콧병이 심할 경우 기초따주기를 하고 심장과 폐를 각각 5점씩 따준 다음, 머리의 정상을 10점정도 따주고 양손의 엄지와 장지에서 콧점을 각각 5점씩 2~3일 간격으로 몇 번 따주면 낫는다.

응용에 있어서 ① 손 ② 머리(정상) ③ 발 ④ 환부라는 것을 기억해두어야 한다.

얼굴의 어느 부위 어떤 병도 엄지와 장지를 기점으로 따주기를 한다.

제일 잘 낫지 않는 병은 귀가 우는 병이다. 노쇠현상에서 오는 귀울음〔이명耳鳴〕은 치료가 되지 않는다. 단, 영양실조나 초기일 경우는 심장과 신장을 따주기 하면서 귓점을 따주면 낫는다.

혈압 따주기

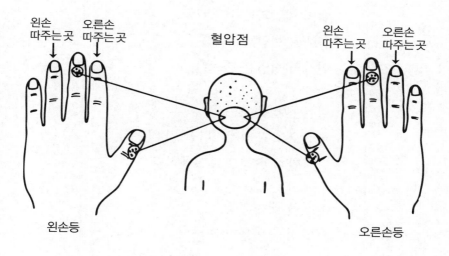

왼손 따주는곳　오른손 따주는곳　　혈압점　　왼손 따주는곳　오른손 따주는곳

왼손등　　　　　　　　　　　　　　　　오른손등

혈압에는 고혈압과 저혈압이 있으며 혈압측정기에 의한 고혈압·저혈압은 통계 혈압이며, 각자 자기 혈압이 있으므로 아무리 혈압이 높고 또한 낮다 하더라도 본인이 통증을 느끼지 않을 때는 자기 혈압이므로 고혈압이나 저혈압이 아니다.

혈압에 이상이 있을 경우 기초 치료를 하고 심장을 따준 다음

머리(정상)를 따주고 혈압점을 5~10점씩 2~3일 간격으로 3~5
회 하면 완치된다. 피를 많이 빼낼수록 좋다.

가벼운 혈압일 경우 1회에 완치된다.

혈압이 심하면 풍으로 돌아가므로 혈압은 빨리 치료하는 것이
좋다.

혈　압

뱀의 혈압과
참새의 혈압과
인간의 혈압은 다르다.

다른 생명은
혈압으로 쓰러지거나 죽지 않는다.
인간만이 혈압으로 고생한다.

성질을 내는 것은
혈압의 균형을 파괴하니
너도 나도 삼독심을 버리자.

당뇨 따주기

당뇨의 원인으로는 운동부족, 신경과민, 영양과다 등등을 말하
고 있으나, 인스턴트식품과 화학조미료가 원인이 되기도 한다.

당뇨가 있으면 모세혈관이 막히고 마비되어 손발이 저리며 합병
증세를 가져온다.

　기초 따주기를 하고 머리에 10~20점을 따준 다음, 양손가락
10개의 끝마디마다 10~15점씩 따주고 발바닥을 5~10점 따주는
식으로 2~3일 간격으로 20회 전후로 따주면 치료가 된다. 빠른
경우 5회에 완치하는 자도 있었고 10회에 완치된 자도 있었다. 당
뇨 따주기는 심신의 치료이며 만병통치가 된다.

　당뇨 따주기를 받으면 풍·치매·혈압 등 모든 병이 스스로 치
료됨은 물론 지능이 높아지고 젊어지며 얼굴이 고와지고 마음에
양식을 더하며 회춘과 자손에게도 좋다.

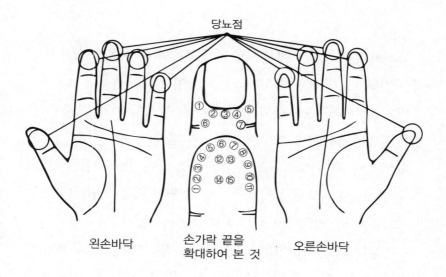

당뇨점

왼손바닥　　　손가락 끝을
　　　　　　확대하여 본 것　　오른손바닥

등 부위 따주기

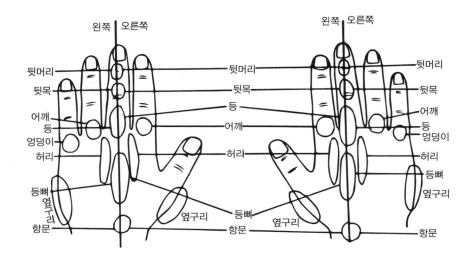

인체와 손과의 대조에서 보았듯이 인체와 손의 동시 작용의 위치를 진맥으로써 체험하기 바라는 마음이다.

뒷목·뒷머리·등·어깨·엉덩이·허리 등등 어느 위치, 어떤 병이든 손등에서 따주기만 하면 치료가 된다.

혈은 알아 무엇 하며, 맥은 알아 무엇 하며, 병의 이름은 알아서 무엇 하는가. 모두가 치료에 도움이 되기 때문에 알아야 하는 것이기는 해도, 알았다고 해서 치료가 되는 것은 아니다.

수전증(손이 떨리는 병)이 있는 분은 기초 따주기를 하고 심장을 따준 다음, 양 손가락 사이 4곳을 각각 2~3일 간격으로 3~5회 따주면 낫는다.

뒷면 어깨부터는 심장의 담당이요, 허리부터는 신장의 담당
이다.

상체 관절의 근원은 심장이요, 하체 관절의 근원은 신장이다.
콩팥이 나쁘면 잠자고 나서 붓고, 심장이 나쁘면 성질이 거칠며,
간이 나쁘면 오후에 피곤하다. 신경형은 콩팥이 나빠도 붓지 않
고 땀을 많이 흘린다.

앞면 따주기

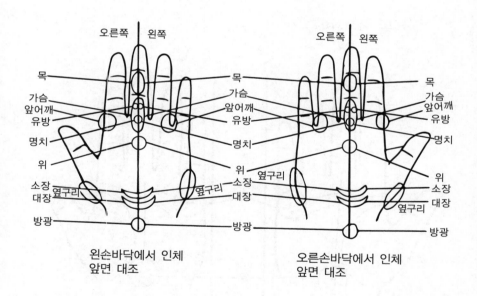

왼손바닥에서 인체
앞면 대조

오른손바닥에서 인체
앞면 대조

편도선의 근원은 심장이다. 기초 따주기를 하고 심장을 따준
다음, 목 따주기를 5~10점으로 2~3일 간격으로 3~5회 하면 낫

는다.

어느 부분에 어떤 이상이 있다 하더라도 따주기로 나쁜 피를 뽑아내면서 신경을 자극시키므로 인체의 본래 활동을 찾게 된다.

음식이 체하였을 경우 위의 부위에 한 번만 따주어도 통쾌하게 내려가며 소화도 잘된다.

환부의 명칭을 외울 필요가 없다.

손바닥에 자기 몸을 그린 다음, 환부를 손바닥에서 찾아서 따주면 된다.

자손을 얻는 따주기

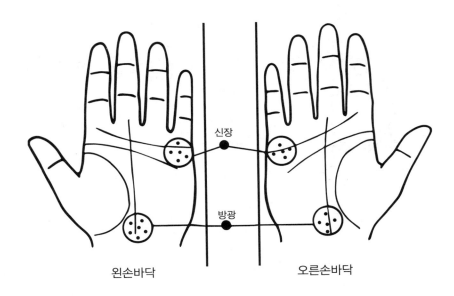

임신을 못하는 이유는 크게 나누면 3가지가 있다.

① 생리 자체가 정자와 난자를 만들지 못하는 체질
② 신장의 기능이 약하여 정자와 난자의 불량
③ 생식기 기능의 부작용이다.

여기서 ①의 조건을 제외하고 ②③의 조건일 경우 기초 치료를 하고 콩팥 부위를 5~10회 따준 다음 방광을 5~10점 2~3일 간격으로 5~10회 따주면 임신을 한다.

신장의 기능 관계로 살이 많이 찐 경우 살을 빼는 작용은 신장 치료에서 하지만, 별도로 체중조절을 하면 좋다.

숙녀들의 생리는 깨끗하고 무통이어야 하며 고른 것이 원칙이건만, 근래 숙녀들의 생리는 70% 이상 균형을 잃어가고 있다. 아기를 순산하면 효자요 난산하면 불효자라 한다. 생리가 고른 상태에서 아기를 가지면 순산이요 생리가 고르지 못한 상태에서 아기를 가지면 난산이 되는 것이므로, 숙녀만이 아니라 여자는 누구나 신장과 방광을 따주기로 치료하여서 항상 정상이어야 한다.

신장과 방광의 따주기는 방광염과 생리와 냉증은 물론 어떠한 부작용도 깨끗하게 치료가 된다.

크림을 먹는 것은 위를 나쁘게도 하지만 생리를 나쁘게 하는 원인이 된다. 옛날에는 임신을 하지 않으려면 동침 후 냉수를 한 그릇씩 마셨다고 한다. 인체가 냉하면 임신이 잘되지 않는가보다. 크림은 간혹 1~2개정도 먹는 것은 체질에 따라 무관하지만, 크림을 즐기는 자는 대다수가 배가 아프거나 생리불순을 겪는다.

손바닥 따주기

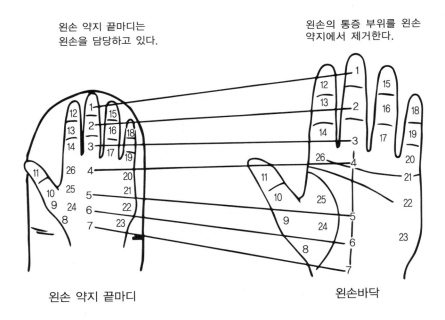

왼손 약지 끝마디는 왼손을 담당하고 있다.

왼손의 통증 부위를 왼손 약지에서 제거한다.

왼손 약지 끝마디

왼손바닥

허공 안에 삼라만상이 있고, 삼라만상 안에 지구가 있고, 지구 안에 내가 있고, 내 몸에 세포가 있고, 세포 안에 유전인자가 있고, 유전인자 안에 중성미자가 있고, 중성미자는 중력과 성력이 없으므로 물질의 개념을 넘어섰으니, 중성미자 안에 허공이 있다. 허공 안에 삼라만상이 있으니 돌고 돌아 삼라만상 안에 허공이 있고, 허공 안에 중성미자가 있고, 중성미자 안에 유전인자가 있고, 유전인자 안에 세포가 있고, 세포 안에 내가 있고, 내 안에 지구가 있고, 지구 안에 삼라만상이 있고, 삼라만상 안에 허공이 있다. 그와 같이 손바닥 안에 내가 있고, 손바닥은 나의 것이며, 삼라만상 안에 내가 있고 삼라만상이 나의 것이다.

앞장에 나의 왼손 약지 끝마디에서 왼손을 치료하는 대조를 그려 보았다.

왼손 약지 끝마디는 왼손을 담당하고 왼손 검지 끝마디는 오른손을 담당하며, 오른손 약지 끝마디는 오른손을 담당하고 오른손 검지 끝마디는 왼손을 담당한다. 예외가 있어서 왼손의 약지 끝마디에서 왼손과 오른손의 동시 치료도 된다.

손은 어떤 위치의 어떤 부작용도 치료된다. 화상·동상·피부 등등 어느 병이나 치료가 잘된다. 치료가 잘되지 않는 것은 1일 간격으로 계속 10회 하면 낫는다.

적은 병이라 하더라도 뿌리가 깊은 것은 근본 치료와 응용치료까지 하여야 한다.

손등 따주기

손등은 손가락의 등에서 따주기를 한다. 될수록 피가 안 나올 때까지 짜주는 것이 좋다. 폐는 코로 숨을 쉬고, 피부는 땀구멍으로 숨을 쉬며, 뇌는 손톱으로 숨을 쉰다.

손톱에 매니큐어를 바르는 것은 뇌의 숨구멍을 막아 버리는 것이 되므로 손톱에 매니큐어를 바르면 머리가 나빠지고 머리가 아프며 신경성·풍·치매의 원인이 되기도 한다.

손톱 소제를 하면서 손톱의 살을 깎아내는 것은 폐를 약하게 하므로 감기에 잘 걸리는 요인이 되기도 한다. 손톱을 청결하게 하는 것은 좋으나 과잉보호하는 것은 역효과를 가져온다.

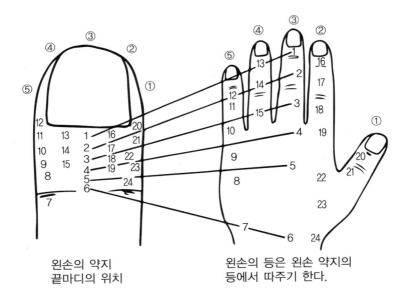

왼손의 약지
끝마디의 위치

왼손의 등은 왼손 약지의
등에서 따주기 한다.

약지 끝마디의 등과 검지 끝마디의 등은 손등에 이상이 있을 경우 따주기의 위치가 된다.

눈·얼굴·입술의 화장은 위선과 허위를 조작하는 짓이며 인체에 피해를 많이 준다. 본래의 얼굴에 마음 화장하기를 힘쓰며 천연의 민속 화장품인 오이 · 계란 · 벌꿀 · 로열젤리 등을 사용하는 것이 인체에 유익하다.

발등 따주기

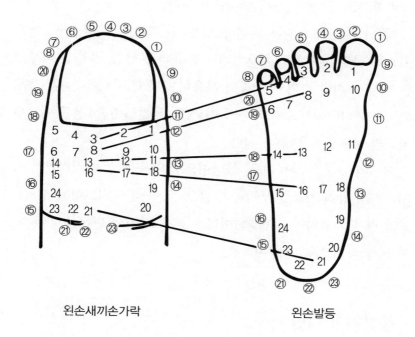

왼손새끼손가락   왼손발등

손가락 끝의 등에 발을 그려 본 다음 따주기를 한다. 발새가 물렸을 때, 무좀이 있을 때, 발을 삐었을 때 등등 어떠한 병도 치료할 수 있다. 적은 병은 손등 따주기만으로 완치되며, 좀 심할 경우에는 발도 함께 따주면 좋다. 더 심하면 기초 치료하고 신장을 따준 다음, 손가락과 발에서 따주면 쉽게 치료된다. 발에 동상이

걸렸을 경우 잘 낫는다.

부분적인 곳을 더 설명하지 않더라도 위의 설명을 이해하면 어떤 병이라도 쉽게 알아내고 쉽게 치료가 된다.

원칙에는 예외가 있다.

따주기로 100% 낫는다는 것은 아니다.

치료가 빠르고 간편하며 손쉽게 할 수 있다. 풍·열병·골병은 침으로 하되 따주기로 치료하더라도 효과가 높다. 중병은 따주기를 하면서 한방의 탕약과 같이 복용하면 효과는 더욱 높다. 중생의 근기가 8만4천 충이라 하듯이 병의 색깔도 8만4천 종이므로 치료의 방편도 8만4천 가지다.

중생의 근본은 자성이요, 불성이므로 마음을 잘 다스리면서 가지가지의 방편 치료를 부정하지 말고, 인연 따라 치료하되 생사生死의 병을 치료하여 해탈解脫이라는 본래 자기의 면목을 찾는 것이 최상의 치료요, 건강이다.

장딴지의 비밀

번뇌의 공해는 신경성을 일으키고 환경의 공해는 3독심을 일으키며 육체의 공해는 4대가 균형을 잃는다.

방부제는 위의 기능을 마비시키고 수은은 손끝 모세혈관을 막아버리며 나쁜 피는 장딴지에 모이게 된다.

수족이 저리면 손가락 끝을 따고, 신경통이 있으면 심장과 신점을 따고, 하체가 나쁘면 신장과 장딴지를 따라.

무릎과 발목 사이의 정맥을 찾아서 5~8mm의 깊이로 한 발에 10점씩 3일 간격으로 따준다. 허리 · 좌골 · 관절 · 변비 · 냉병 등 하체의 모든 병을 치료할 수 있다.

피가 안 나오는 사람, 많이 나오는 사람 가리지 말고 환자라면 누구나 병이 나을 때까지의 치료 비법이 장딴지 따주기다. 원인 도 병명도 묻지 말고 장딴지와 손끝과 신경점만 따도 이름 모를 어떤 병도 스스로 낫는다.

부분 치료에 있어서 잊지 말아야 할 곳은 환부 따주기이니, 축 농증은 콧등을 따고, 간이 나쁘면 오른쪽 가슴을 따고, 심장이 나 쁘면 왼쪽 가슴을 따고, 허리가 아프면 허리를 따고, 담배를 끊으 려면 귓바퀴 안을 따라. 부작용 없는 만병통치 따주기를 배워서 일가친척 우애하고 화합하는 삶이 되자.

장딴지의 정맥은 숨겨 놓은 비밀이다. 다리가 가벼워야 의욕이 생하는 것. 진맥은 해서 무엇하고 병명은 알아 무엇 하나. 장딴지 만 따도 모든 병이 낫는 것을.

수도修道의 비밀

우주 심라만상은 불국토이건만 저마다의 습과 업을 따라 3계 · 4생 · 6도로 나눠지고, 모든 중생이 환상과 무상을 실상으로 사유 하면서 고귀하고 성스러운 삶이 4고 · 8난의 고해가 되고 있다.

하늘에 물이 없이 어찌 비가 내리며, 콩을 심지 않고 어찌 콩을 얻을 것인가. 인과의 소용돌이에서 견見에 집착하여 편견을 가지고, 선악의 식별이 번뇌와 망상이 되고 있다. 수행자는 먼저 관觀으로써, '선善도 연기자요, 악惡도 연기자' 라 사유하면서 이 둘 가운데 누가 연기를 더 잘하는가를 보며 선에도 악에도 물들지 말아야 하고, 정도와 사도를 따지지 말며 법을 아는가 모르는가를 중요시해야 한다.

법을 아는 자는 두두물물頭頭物物이 진법신眞法身이요, 미타일대彌陀一大의 행상야行相也이니, 유정·무정·무색·귀천·강약·정사를 모두 선지식으로 모신다고 한다.

왜 신앙을 하는가. 복 받으려고 신앙을 한다. 왜 출가를 하는가. 수도하려고 출가한다. 승속을 막론하고 간경과 참선과 염불로 수도하며 효도하노라면 견성성불의 그날이 있으리라.

간경이란 합리성과 타당성을 찾는 방편이니, 그 시대 그 사회의 인지와 지능을 따라 변천하는 현실에서 중생에게 직접 보여주는 일이다. 예를 들어 신神을 의존성으로 볼 때, 불교에서는 심心 또는 식識으로 분별하고, 도교에서는 영혼靈魂, 혼백魂魄으로 나누며, 점쟁이(상담 기술자)는 귀신鬼神이라 표현하고, 의사들은 신경神經이라고 하면서 같은 생리적·심리적 현상을 각각 다르게 보는데서, 마치 편과 떡이 다르다고 하는 것처럼 이 모두는 상식의 부족이라. 신을 유전성으로 볼 때 인연을 따르되 변치 않는 신을 절대신이라 하고, 인연을 따르되 변하는 신을 잡신이라 하니 이를 아는 것이 간경이다.

참선이란 단지 좌선이나 화두話頭만 들고 있는 것이 아니라, 생리적으로 볼 때 혀를 입천장에 꼬부려 붙이면 선이요, 심리적으로 볼 때 우주의 근본과 참 성품을 사유·관찰함이 참선이다.

염불이란 생리적으로 볼 때 혀가 쉬지 않고 움직이는 것이다. 혀는 뇌와 직결되어 입맛으로부터 의사 교환까지를 담당하며, 상단전(눈썹과 눈썹 사이)의 문이기도 하므로 뜻을 모르더라도 혀를 쉬지 않고 움직이면 그 깊은 뜻을 알게 되는 것이다. 심리적인 염불은 상구보리上求菩提·하화중생下化衆生·자타동업自他同業 성불을 염원함이다.

간경	생활관	과학	정	상	중생법계
참선	사상관	철학	반	성	보살법계
염불	인생관	종교	합	중	불 법 계

이렇게 잔소리를 하는 자는 실속이 없다. 법을 아는 자는 자비의 실천뿐이다. 혀를 평상시대로 두는 것은 업보가 되고, 혀를 천장에 붙이는 것은 참선이 되며, 혀를 계속 움직이는 것은 염불이 된다고 한다. 위의 말도 트집을 잡으면 트집이 되고, 8만 4천 법문도 망상으로 보면 망상이다. 지금 이 시각에 트집을 잡아도 모순이요, 안 잡아도 모순이며, 그대로 있으면 더더욱 모순이다. 송장+귀신=사람이니라. 소리가 없으면 부처의 꽃이 된다.

건강을 지키는 정신자세

마음가짐

한 인간을 구성하고 있는 세포의 수는 약 60조라 한다.

세포는 생명의 최소 단위다. 이 세포는 2천여 효소로 구성되어 있다 하며 세포에 들어 있는 세포핵 속에 유전인자(DNA)가 약 10만 개가 들어 있으니, 한 생명의 윤회 정보는 자그만치 600만조의 정보를 가지고 인과의 윤회를 하고 있다. 그러나 이 엄청난 600만조의 유전 정보는 인과의 매개체인 것이지 '나'는 아니다. 나의 정체는 반야심경의 3법인에서 밝혔듯이 불생불멸不生不滅이요, 불구부정不垢不淨이며 부증불감不增不減인 것이다.

부처님 당시 유마거사가 답한, "중생의 병이 끝나지 않는 한 나의 병도 끝나지 않는다."는 말씀은 그 의미가 깊다.

병의 근본 치료는 자성自性을 지키는 일이다. 아무리 건강하더라도 자성을 상실하고 3독심(탐심·진심·치심)을 일으키면 즉시 마음의 환자가 되고 마음의 병은 육체의 병을 불러일으키게 된다.

육체가 나의 것이요, 삼라만상이 나의 것이며, 변하는 모든 것은 무상함이요, 환상임을 사유할 때 삼독심이 떨어지고 심신의 건강을 얻을 것이다. 심신이 건강한 사람이야말로 사바세계를 가

꿀 수 있는 능력자다. 육체가 병든 자가 어찌 건전한 정신을 가질 수 있을 것인가.

주어진 생명이요 나의 생명이기에 본래 자기 자성의 면목으로 사바세계를 슬기롭고 보람되게 가꾸는 일꾼의 자세일 때 건강은 스스로 지켜진다.

질 서

법계의 유정·무정·무색 모든 존재는 질서 속에 존재한다. 지구 자체도 시간과 공간의 질서를 따라 운행하니 지구상의 모든 동·식물과 자연은 질서를 역행하지 않고 있다.

인간을 위하여 만물이 창조된 것이 아니라 미물로부터 이름 없는 잡초까지도 자기의 업을 따라 나타난 것이며, 다만 인간은 두뇌가 좀 더 발달하였기에 자연을 응용할 뿐이다.

만물을 잘살게 보호하고 인류의 평화를 노래하며 후손들의 선구자라 자처하는 현시점의 질서는 이대로 좋을 것인가 점검하고 싶다.

세계의 2만여 종교는 일색주의로 자기 배만 부르겠다고 인간이 인간을 살육하기를 일삼으니, 인류 역사상 가장 많은 전쟁과 인간 학살은 종교인들의 짓이었고 지금도 세계 불안을 조성하는 자들의 주범은 종교인들이 대다수이다.

2만여 종교 중에 기독교의 구약에서 밝혔듯이 기독교는 유태인의 민족종교요, 유태인의 신앙信仰이므로 유태인만이 구제 받는 사상이건만 지금 한국의 기독교의 색채는 무슨 색깔인가.

젊은 학생들은 생각해 보라. 유태인의 귀신은 우상이 아니고 단군성조는 우상이라 배척하는 자들은 짐을 싸 가지고 이스라엘로 떠나야 하지 않겠느냐고.

나라에는 국보가 있어야 하며 지방에서는 문화재가 있어야 하고 국민에게는 조상이 있어야 뿌리를 가진 국민인 것이다. 종교란 그 나라에 가면 그 나라의 것이 되어야 하건만 국왕의 지시는 거부하고 교황의 지시를 받으며 교회의 부지는 교황청 재산이라 하니 이는 매국노가 아닌가. 민족의 혼인 성황당(굴레〈우리〉를 지키는 당) 철거, 성주단지(농경민족이므로 씨앗을 담아놓은 그릇) 폐쇄, 이것들이 맹신이라 해도 그것까지는 이해를 한다. 국가의 뿌리 단군성전을 우상이라 함은 상식 부족이 아니라 인간 이하요, 상식 없는 인간 동물이다.

단군은 민족의 뿌리이므로 상징이지 우상이 아니다.

가보가 없는 가정은 인면금수人面禽獸요, 가훈이 없는 가정은 인면철피人面鐵皮라. 어찌 그 가정에 가풍이 있을 것인가. 제사 지내기 싫어서 신앙信仰을 택하니 자기 조상신은 배척하고 귀신을 택하는 국민은 누구일까. 인간 신앙이 아쉽다.

청소년 선도를 부르짖건만 날로 증가하는 청소년 문제는 어디서부터 잘못된 것일까? 청소년에게 묻고 싶다.

ㄱ. 너의 성이 무엇이냐?

ㄴ. 본은 어디냐?

ㄷ. 어느 자손이냐?

ㄹ. 몇 대 손이냐?

ㅁ. 조부모님 함자는 무엇이냐?

ㅂ. 부모님 함자는?

ㅅ. 부모님 생년월일은?

ㅇ. 어느 외손이냐?

시험문제에 나오지 않으므로 알 필요가 없다는 것인가. 이것을 부모의 책임으로 돌려야 하는가. 학교에서 가르치면 안 되는 문제일까. 부모도 학교도 문제가 있다.

아침에 고치고 저녁에 바꾸는 교육행정도 그렇다. 잘하자고 바꾸고 고친다는데 할 말은 없다.

아침에 바꾸고 저녁에 고치는 국가시책도 그렇다. 잘살자고 고친다는 데는 할 말이 없다. 되는 일도 없고 안 되는 일도 없는 사회가 되어야만 하는가.

질서 없는 자유는 방종이요, 상식 없는 언어는 독선이며, 불효자의 생활을 하면 문제라 한다.

교복 자율화는 학생들에게 방종을 교육 시키며, 민족의 뿌리를 배신하는 사회는 상식을 넘어섰고, 가보와 가훈과 가풍이 없으니 효도의 뿌리가 의심스럽다.

최고 학부를 나와 고시를 합격하고 사회와 국가의 기둥이 되어 국록을 먹고 사는 국가공무원에게 묻고 싶다.

국록은 국민의 피땀 어린 세금이라는 것을 알고 있으면서도 국민의 소리를 듣는 귀는 벙어리가 되었다는 것인가.

학부모들이 반대하는 교복 자율화는 언제까지 자율화하여 방종의 교육을 시킬 것이며, 세계가 일일권화 되어 가는 국제적인 사회에서 수재교육은 왜 방관하는가. 평준화 교육을 하루빨리 철폐하고 수재교육을 시키기 바란다.

풍과 신경 고질병은 탕약과 침뜸 치료가 빠르건만 학술은 인정하면서 시술은 왜 부정하는가. 국민이 원하지 않더라도 국가와 국민에게 이익 되는 일을 가려서 보살펴 주는 직업이 국가공무원이 아닌가 생각된다.

나는 누구인가. 나는 무엇을 하고 있는가. 나는 무엇을 해야 하는가. 먼저 심신을 갈고 닦아 상식적인 인간이 되어 부모의 자식으로서 효도하고 가정의 주인으로서 가정을 지키며 사회에 공헌하는 자가 되어야 할 것이다.

그러기 위해서 먼저 건강을 지켜야 한다.

아름다운 꽃을 보고자 하거든 뿌리를 북돋워야 하며, 풍요로운 곡식을 얻고자 하거든 병충해를 방지할 것이며, 얼굴이 예뻐지고 싶거든 마음을 곱게 쓸 것이며, 건강을 지키고 싶거든 남을 미워하지 말 것이며, 남에게 존경받고 사랑받는 능력자가 되고 싶거든 윤리 도덕을 지킬 것이며, 식민지의 국가를 면하고 싶거든 민족 신앙으로써 자신과 나라와 민족을 지킬 것이며, 생사를 끊고 해탈을 얻고 싶거든 계율을 지킬 것이다.

3계 4생 6도 중생들의 선구자가 되고 싶거든 윤회의 사상으로써 해탈의 신앙을 할지라.

악한 일을 많이 하는 자를 잘 먹고 잘살라고 천지신명이 복을 준다면 자연 순리의 모순이다. 악한 자의 후손들이 죄를 받는 것은 자연의 순리다.

괴로운 고해의 한세상을 사람답게 살다가 간 것이 아니 장할손가. 효도가 도이러니 마음 도를 닦고 갈아 불로초의 씨를 뿌리니 행복의 잎이 피고 열반의 꽃이 피어 불사약의 결실이라.

마음 있는 모든 생명이 서로서로 공존하며 무상한 이 세월을 부지런히 수도하며 태평가를 부를 때 바른 질서가 설 것이다.

따주기의 마음

목구멍이 포도청이라 한다. 먹고 살기 위해 하는 짓이라면 도둑질인들 누가 마다할 것인가. 동·식물은 배가 부르면 쉴 줄을 안다. 그러나 사람은 배가 부르면 일을 한다. 종교가들은 국민을 불안하게 하여 최면을 걸어서 종교의 노예를 만들어 돈을 끌어내고, 병원은 성한 사람을 환자로 만들어 돈을 긁어내고, 사이비 돌팔이들은 기회만 기다려야 하는가. 날로 늘어가는 덤핑과 불신과 청소년문제, 이것은 누구의 잘못이 아니다.

한 사람 한 사람 각자가 따주기 하는 마음으로 탐·진·치 삼독심을 따내는 일이 급선무가 아니겠는가?

잡초를 뽑을 때는 번뇌를 뽑고, 먼지를 쓸어 낼 때는 망상을 쓸어 내며, 길을 갈 때는 상구보리 하러 가고, 돌아올 때는 하화중생하며, 내 집을 극락으로 삼아야겠다. 내 집에는 식당도 화장실도 있으니 식당은 천당이요, 화장실은 지옥이라. 천당지옥 자유로이 왕래하며 자유자재 살 수 있어 지옥중생 지옥에서 행복하게 하고, 천당중생 천당에서 행복하게 하는 자비와 발원과 수효의 삶을 누리자.

4차원의 심층심리는 동양인의 마음이요, 3차원의 잠재심리는 서양인의 마음이라. 우상은 철학의 단어요, 사상가들의 무기이며, 상징은 종교의 단어로서 인생관의 양식이라. 개 눈에는 똥만 보이듯 우상 하는 사상가 눈에 우상만 보일 뿐, 우리는 한국인 금수강산의 주인공이다. 단군성조 모시고 효도하는 마음으로 자성 찾는 생활을 하자. 번뇌와 망상을 따주면서 자기의 번뇌 망상도 따주어야 한다.

어버이가 자식의 병을 치료할 때 자식에게 돈을 받지 않는다. 오직 꿈나무 희망의 열매가 충실하기만을 바랄 뿐이다. 다시는 나쁜 병에 걸리지 말고 오래오래 건강하고 행복하기를 기원하는 마음일 때 지식은 효도를 한다.

따주기를 하는 마음은 어버이의 마음이어야 한다. 그러할 때 환자는 도덕을 지킨다. 내 형제, 내 일가친척, 내 이웃을 지키며 탐 · 진 · 치 삼독심을 따주기 하는 선구자가 되기를 염원한다.

부작용 방지법

인류가 존재하는 그날부터 생로병사는 끝이 없이 이어왔다. 100명을 치료하여 99명이 낫고 단 한 명을 실수하더라도 99명의 공보다 한 생명의 실수한 죄만 남게 된다. 병원이야 날마다 실수의 투성이다. 우리의 민속적 고유의 침은 풍과 신경과 고질병에 특효의 위력을 가지고 있지만 만에 하나라도 실수가 있을 경우가 있다.

침을 놓다 실수한 사람은 몸의 오른쪽에 실수했거든, 침 하나를 왼발 3리에 3~4cm를 하나만 꽂아 놓고 20분 간격으로 침을 움직여주면서 1시간 정도 후에 침을 빼면 침의 부작용이 없어진다. 3리에서 침의 부작용을 푸는 법만 알면 침술의 부작용은 없다.

족 3리는 풍병을 치료하는 핵점으로서 오른쪽에 풍이 오면 왼발 3리에 1~2cm의 침을 꽂아 놓고 20분 간격으로 침을 좌우로 돌려주면서 2~3시간 후에 뽑아주는 시술을 병의 정도에 따라 1일 간격으로 3~5회만 할 것이며, 풍이 아니라 하더라도 인체의 어느 쪽이 불편하느냐에 따라 불편하지 않은 족 3리를 2~3회 시술하여 주면 큰 도움이 된다. 중병은 나을 때까지 3리를 시술한다.

족 3리에 쓰는 침은 침의 길이가 5cm 이상의 길이여야 하며 1.5cm를 삽입한다.

성훈 따주기는 만분의 일이라도 부작용이 있을 수가 없다. 모세혈관을 터서 나쁜 피를 빼내고 모세신경을 자극하여 신진대사를 촉진시키는 작용이기 때문이다.

중병일 경우 기초 따주기를 먼저 함으로써 모든 부작용을 미리 방지한다는 것도 항상 잊어서는 아니 되며 삼독심을 따주는 마음으로 자성의 선구자임을 잊어서는 아니 된다.

3리는 일명 만병혈이라 하므로, 당뇨 · 백혈병 · 암 · 적 · 풍 등 중병에 꼭 응용하기를 바란다.

신청정身清淨이니라.

3리는 부작용이 없으나 침을 놓을 때는 따끔하지만 침을 꽂아 놓으면 멍멍한 것이다. 만약 침을 꽂아 놓고 통증이 있으면 즉시 침을 뽑아내어 다른 곳에 시술하기 바란다.

선 구 자

신보다
위대하고
자연보다
거룩한 자여
그대의
이름은
수도하며
효도하는
자성의 선구자이니라.

하늘을
날고
천지를
호령하는
그 성품이
자성을
등졌다면
그대는
중생이요 동물이라.

우주와

법계에

이롭고

4생에

빛나는

자성의

광명으로

만덕의 주인공

자성의 선구자.

윤회의

선상에서

해탈의

자유를 누리는

불생불멸

불구부정

부증불감

한 조각의

달 그림자 서산을 넘는다.

삼독심 치료법

수행자에게 보내는 글

처음 불문에 들어온 사람에게

처음으로 마음을 찾는 사람은 반드시 나쁜 사람은 멀리하고 어질고 착한 사람을 가까이하며, 오계와 십계 등을 받아 지키고 범하지 말아야 한다. 다만 자비의 성스러운 말씀에 의지하며 어리석은 사람들의 허망한 말을 따르지 말라. 이미 수행자로서 청정한 대중에 참여하였으니 항상 부드럽고 온순하고 화합하며, 아상我相의 교만심으로 잘난 체하지 말라.

나이 많은 사람은 형이 되고 나이 적은 사람은 아우가 되며, 만일 두 사람이 다투면 두 사람을 화합시켜 자비심으로 대하게 하고 나쁜 말로써 마음을 아프게 하지 말라. 혹 사람을 업신여기며 속이고 시비를 한다면 이런 수행자는 이익이 없느니라. 재물과 여자는 독사보다 더 무서운 것임을 스스로 알아서 항상 멀리하라.

하릴없이 남의 방이나 집에 들어가지 말며, 은밀한 곳에서 남의 일을 알려고 하지 말며, 6일 만에 내복을 빨며, 세수할 적에 큰소리로 침이나 코 풀지 말며, 음식을 나눌 적에 차례를 어기지 말며, 거닐 때에 옷자락과 팔을 흔들지 말며, 말할 적에 큰소리로 하지 말라.

필요한 일이 아니면 문밖에 나가지 말며, 병든 이가 있으면 자비로운 마음으로 간호해 주고, 손님이 오면 반갑게 맞아들이며, 어른을 만나거든 공손하게 인사를 올려라.

도구를 아껴서 사용하고 만족할 줄 알며, 밥 먹을 때 소리를 내지 말고, 그릇과 수저를 들고 놓을 적에는 조심스럽게 하고, 얼굴을 들어 돌아보지 말며, 맛있는 음식을 좋아하고 맛없는 음식을 싫어하지 말며, 말없이 침묵을 지켜야 하고, 쓸데없는 생각을 말며, 밥을 먹는 것은 몸이 쇠약해지는 것을 막아 도를 이루기 위한 것인 줄을 알며, 밥 먹을 때는 반야심경을 생각하되 주는 사람이나 받는 사람이나 물건이 모두 청정한 줄을 알아서 도 닦는데 어그러짐이 없도록 하라.

조석으로 예불을 하여 게으름을 꾸짖으며, 대중이 행하는 차례를 알아서 어기지 말라. 범패하고 축원할 적에 글을 외우면서 뜻을 생각하고 부질없이 소리만 내지 말며, 곡조를 틀리게 하지 말라. 부처님을 우러러보되 잡된 생각을 내지 말고, 자기의 죄업이 산같이 높고 바다같이 깊은 줄을 알아서 마음으로 뉘우치고 몸으로 참회하여 죄업을 소멸하라. 예배하는 자신과 예배 받는 부처님이 참된 성품으로부터 반연함을 깊이 관찰하여, 부처님의 감응은 마치 그림과 메아리가 서로 따르는 것과 같음을 믿어야 하느니라.

대중방에 거처할 때는 서로 양보하고 서로 도와주며 보호하고 이기고 짐을 다투지 말며, 서로 모여 앉아 잡담하는 것을 삼가고,

다른 사람의 신을 신지 말며, 앉고 누울 적에 차례를 지키고, 손님에 대하여 내 집 허물을 드러내지 말며, 절 안에서 하는 일을 찬탄할지언정 잡된 일을 보거나 듣고서 의심을 내지 말아야 한다.

필요한 일 없이 이 마을 저 마을 다니며 속인들과 교제하여 다른 사람에게 미움을 받지 말라. 필요한 일이 있어 외출하게 되면 반드시 집에 있는 자에게 말해서 가는 곳을 알려야 하느니라. 남의 집에 들어가게 될 때에는 바른 생각을 굳게 가져 여러 가지 일을 보고 듣고 하더라도 나쁜 생각이 일어나지 않도록 조심해야하며, 옷깃을 헤치고 웃으며 잡된 일을 말하거나 때 아닌 때에 음식과 술을 먹고 꼴사나운 짓을 하여 부처님의 계율을 어기지 말라. 어질고 착한 사람들에게 혐의를 받게 되면 어찌 지혜 있는 사람이라 하랴.

공부할 때는 잡담을 삼가하며 인사 차리느라고 가고 오는 것을 삼가하며, 다른 사람의 잘잘못에 참견을 삼가하며, 문자 구하는 것을 삼가며, 잠을 지나치게 자는 것을 삼가며, 속된 반연에 산란함을 삼가 하라.

스님이 법상에 올라 법문하는 때를 만나거든, 법문이 어렵다는 생각으로 물러설 마음을 내거나, 평소에 듣는 법문이라고 해서 소홀하게 생각하지 말고, 마음을 비워 법문을 들으면 반드시 깨달을 때가 있으리라. 말만 배우는 사람처럼 입으로만 판단하지 말라.

「독사가 물을 마시면 독을 이루고 소가 물을 마시면 젖을 이룬다.」는 말과 같이, 지혜롭게 배우면 깨달음을 이루고 어리석게 배우면 생사를 이룬다.

또 법문하는 법사를 업신여기지 말라. 그로 인하여 도에 장애가 되고 공부에 발전이 없으니 조심해야 한다.

논하기를, 「어떤 사람이 밤길을 가다가 횃불을 들고 가는 죄인을 만났을 때, 그 사람이 나쁜 사람이라 하여 불빛까지 받지 않는다면 구렁에 떨어질 것이다.」라고 하였으니, 법문을 들을 때는 얇은 얼음을 밟듯 귀와 눈을 기울여 현묘한 법문을 들어야 하며, 마음을 가다듬어 그 깊은 뜻을 음미하고, 법문이 끝난 다음에는 고요히 앉아 생각하여 의심나는 데가 있으면 선각자에게 물어야 하며, 아침저녁으로 생각하고 물어서 털끝만치도 틀리게 하지 말라. 이렇게 해야 비로소 올바른 신심을 내어 도로써 자기 일을 삼는 자라고 할 것이다.

한량없는 옛적부터 익혀 온 애욕과 성내는 마음과 어리석은 생각이 마음에 엉키고 설켜 잠깐 수그려졌다가 다시 일어나는 것이 하루거리 학질과 같으니, 들어오지 못하게 하여야 할 것이거늘, 한가하게 속된 이야기로 세월을 헛되이 보내고 어찌 마음을 깨달아 삼계를 벗어나는 길을 구하겠는가.

다만 뜻과 절개를 굳게 가져 게으름을 채찍질하고 잘못을 깨달아 허물을 뉘우치고 마음을 조복하라. 부지런히 닦으면 관하는 힘이 깊어지고, 갈고 닦으면 수행이 밝아진다.

불법 만나기 어렵다는 생각을 일으키면 도 닦는 마음이 새로워지고, 항상 다행하다는 마음을 가지면 물러나지 아니하리라.

이와 같이 꾸준히 공부하면 정과 혜가 스스로 밝아져서 자신의 심성을 보아, 자비와 지혜로 모든 중생을 제도하여 인간과 천상의 큰 복밭이 될 것이니 마땅히 힘쓸지어다.

발심하여 수행하라

대저모든	부처님이	적멸궁을	장엄함은
오랜겁을	두고두고	인욕고행	공덕이라.
三계四생	중생들이	불집속에	드나듦은
무량억겁	세월속에	탐욕놓지	못함일세.
막지않는	천당길을	가는사람	적은것은
탐진치심	三독으로	재물삼은	까닭이고
험난한	三악도에	많은사람	가는것은
四독사와	五욕으로	마음보배	삼음일세.
그누구가	산에가서	도닦기를	싫어할까
애욕속에	얽히어서	가지못할	따름이니
고요한산	깊은골에	용맹수도	못하지만
능력따라	형편따라	선행공덕	지어보세.

세상쾌락　　　털고나면　　　성인이라　　　공경받고
어려운일　　　능히하면　　　불타처럼　　　존경받네.
재물간탐　　　하는사람　　　마귀권속　　　되어지며
자비보시　　　하는사람　　　부처아들　　　이아닌가.

높은저산　　　솟은바위　　　지혜인이　　　살곳이요
고요한골　　　푸른숲은　　　도닦는이　　　처소로세.
나무열매　　　풀뿌리로　　　주린배를　　　채워주고
흐르는물　　　맑은샘이　　　마른목을　　　적셔주네.

좋은음식　　　길러봐도　　　몸은끝내　　　죽어지고
비단으로　　　감싸줘도　　　이내목숨　　　마치리니
메아리의　　　바위굴로　　　염불법당　　　도량삼고
슬피우는　　　새소리로　　　즐거운벗　　　도반삼세.

무릎얼어　　　부르터도　　　불생각을　　　아니하고
주린창자　　　끊어져도　　　먹을생각　　　하지말자.
번쩍하면　　　백년인데　　　안배우고　　　어이하며
한평생이　　　잠깐인데　　　닦지않고　　　방일인가.

모든애착　　　끊은이를　　　사문이라　　　이름하고
그리움을　　　여의어야　　　출가했다　　　할것이니
수행자의　　　비단옷은　　　개몸에　　　　코끼리가죽
도인들의　　　애정이란　　　고슴도치　　　쥐굴일세.

슬기로운　　지혜인도　　도시에서　　사는것은
부처님이　　슬퍼지고　　보살님이　　걱정하나
어리석고　　둔탁해도　　깊은산에　　사는이는
성현네가　　이사람을　　감싸주고　　사랑하네.

배운것이　　많다해도　　계와행이　　없는이는
보배창고　　일러줘도　　가지않는　　자와같고
지혜없이　　닦는이는　　부지런히　　수도해도
서쪽길을　　동쪽인줄　　잘못아는　　나그네라.

바른마음　　지혜롭게　　수도하는　　사람들은
쌀을쩌서　　밥을짓듯　　슬기로운　　수행자요
어리석은　　사람들의　　수행하는　　모습들은
모래쩌서　　밥을짓듯　　어려웁고　　힘만드네.

굶주리면　　먹을줄은　　사람마다　　알면서도
어리석은　　무명번뇌　　불법으로　　안고치나
행과지혜　　두가지는　　수레바퀴　　둘과같고
자리이타　　닦는일은　　새의양쪽　　날개같네.

죽을받고　　축원해도　　뜻을알지　　못한다면
시주에게　　부끄럽고　　수치스런　　일이오며
공양올려　　염불하나　　깊은이치　　못깨치면
불보살님　　성현앞에　　죄스럽지　　아니하랴.

버러지가　　　더럽다고　　　사람들이　　　미워하듯
계행없는　　　수행자를　　　성현네가　　　싫어하네.
세상윤회　　　초월하여　　　극락세계　　　가는길은
계지키는　　　청정수행　　　가장좋은　　　사다리다.

날개꺾인　　　병신새가　　　거북업고　　　못날듯이
파계하여　　　타락한이　　　남의구제　　　할수없네.
나의죄도　　　못벗고서　　　남의죄를　　　어찌하며
지계수행　　　파계자가　　　공양시주　　　어찌받나.

계행없는　　　살덩이는　　　길러봐도　　　이익없고
무상한　　　　이목숨을　　　아껴본들　　　쓸데없다.
불보살　　　　되려거든　　　난행고행　　　닦고닦아
부처자리　　　기약하며　　　五욕쾌락　　　끊어보세.

닦는마음　　　깨끗하면　　　모든하늘　　　찬탄하고
도닦는이　　　더러우면　　　선신들이　　　떠나가네.
四대로된　　　무상한몸　　　몇날이나　　　보존할까
늙어져서　　　죽기전에　　　어서빨리　　　마음닦세.

탐진치의　　　세간욕락　　　무엇하러　　　애착하나.
한번참아　　　얻는행복　　　어찌하여　　　닦지않나.
도닦는이　　　탐심내면　　　부끄럽지　　　아니한가.
출가하여　　　부자됨은　　　뜻있는이　　　웃고보네.

중생번뇌 끝없는데 어이그리 탐착하나
다음다음 미루면서 그지없이 끄달리고
세상일이 한없는데 세속일을 못버리고
하고많은 세상번뇌 끊을생각 아니하네.

오늘하루 이번만은 나쁜짓은 많이해도
내일내일 미루면서 착한일은 아니하며
금년일년 또일년을 번뇌속에 한량없고
내년으로 밀고밀어 보리정진 왜못하나.

찰나찰나 시간시간 낮과밤이 잠깐흘러
하루하루 번개처럼 보름한달 번쩍가네.
한달한달 쉬지않고 어언일년 지나가서
한해두해 거듭하여 죽음길만 닥쳐오네.

깨진수레 굴러갈까 늙은몸이 말들을까.
누워게름 앉아혼미 망상만이 어지럽네.
얼마나 살겠다고 낮과밤을 헛보내고
살날이 몇날인가 일생을 허송마오.

헛된이몸 죽은뒤에 다음생을 어이하나.
생각하면 급하구나 생각생각 급하구나.

이렇게 경책하라

주인공아,

많은 사람들이 불법 문중에서 도를 이루거늘 그대는 어찌하여 아직도 삼계의 고통 바다에서 헤매고 있는가? 그대가 다함없는 옛적부터 금생에 이르기까지 참된 성품을 등지고 번뇌 망상에 몸을 맡겨 어리석음에 떨어져서 항상 갖가지 악업을 지어 삼악도의 괴로운 윤회에 시달리며, 착한 일은 닦지 않고 사생四生의 고해에 빠져 있구나!

몸이 여섯 가지 도적을 따르므로 나쁜 곳에 떨어지면 고통이 극심하고, 마음이 자성을 등졌으므로 사람으로 태어나더라도 부처님 나시기 전이거나 부처님 가신 뒤가 되는구나. 이제 다행히 사람의 몸을 얻었으나 부처님 가신 뒤의 말법 세상이니 슬프도다. 이것이 누구의 허물인가!

이제라도 그대가 반성하여 애욕을 끊고 마음을 닦으려면 티끌 세상을 벗어나는 길을 밟아 번뇌가 없는 묘법을 배워라. 용이 물을 얻은 것과 같고 범이 산에 있는 것과 같을 것이니, 그 수승하고 묘한 도리는 이루다 말할 수 없느니라.

사람은 예와 지금이 있으나 법은 멀고 가까움이 없으며, 사람은 어리석음과 지혜로움이 있으나 도는 성하고 쇠함이 없나니, 부처님이 당시에 있었다 할지라도 부처님의 가르침을 따르지 아니하면 무슨 이익이 있으며, 말법 세상을 만났다 하더라도 부처님 교훈을 받들어 행하면 무엇을 걱정할 것인가.

부처님은 말씀하시었다.

「나는 의사와 같아서 병에 따라 약을 주지만 먹고 먹지 않는 것은 의사의 허물이 아니며, 나는 길잡이와 같아서 사람을 좋은 길로 인도하지만 가고 안 가는 것은 인도하는 사람의 허물이 아니다. 자기도 이롭고 남도 이롭게 하는 법이 다 구족하여 있으니, 내가 세상에 머물러 있다 할지라도 더 이익 될 것이 없느니라. 이제부터 나의 제자들이 이 법을 행하면 부처님의 법신이 언제나 없어지지 않으리라.」고 하였으니, 이러한 이치를 알면 스스로 닦지 아니함을 한탄할지언정 어찌 말세에 태어난 것을 걱정하랴.

간절히 바라노니, 그대는 굳은 뜻을 세워 활짝 열린 마음으로 속된 인연을 끊어 뒤바뀐 소견을 버리고 참으로 나고 죽는 큰일을 해결하기 위해 염불에 주력하고 화두를 참구하여 크게 깨치는 것으로 법칙을 삼고 정진에서 물러서지 말지어다.

이 말세에 부처님이 가신 지 오래 되어, 마는 강해지고 법은 약해지며 옳지 않은 사람이 많아, 남을 잘 지도하는 이는 적고 남을 잘못 지도하는 이가 많으며, 지혜로운 사람은 적고 어리석은 사람은 많으니라.

그리하여 자기도 도를 닦지 않으면서 다른 사람까지 괴롭히니 수행에 방해되는 인연이 말할 수 없이 많다. 그대가 길을 잘못 들까 염려하여 내 좁은 소견으로 열 가지 문을 마련하여 경책하니, 그대들은 이 말을 믿고 어기지 말기를 간절히 바라노라.

어리석어	안배우면	교만만늘고
어둔마음	닦지않아	아상만크네.
계행없이	뜻만크니	굶은범같고
지혜없이	방탕함은	원숭이같네.
삿된말	나쁜소리	곧잘들어도
불보살	가르침은	모른체하니
착한길에	인연없어	누가건지랴
六도에	헤매이니	고통뿐일세.

첫째, 좋은 옷과 맛있는 음식을 금하라.

밭 갈고 씨 뿌리는 일로부터 먹고 입는 데 이르기까지, 사람과 소의 공력이 많을 뿐 아니라, 벌레들이 죽고 상한 것도 한량이 없다. 다른 이를 수고시켜 내 몸을 이롭게 하는 것도 못할 일인데, 남의 생명을 끊어 내 몸 살리는 일을 어찌할 것인가.

농부도 헐벗고 굶주리는 고통이 있고 베 짜는 아낙도 몸 가릴 옷이 없는데, 나는 항상 손을 놀려 뒀거니 어찌 춥고 배고픔을 싫어하랴. 부드러운 옷과 맛난 음식은 은혜만 지중하고 도에 손해가 되지만, 떨어진 옷과 나물밥은 시주의 은혜를 줄이고 음덕을 쌓느니라. 금생에 마음을 밝히지 못하면 한 방울 물도 소화시키기 어려우니라.

풀뿌리	산과일로	배를달래고
송락과	풀잎으로	몸을가리며
들판과	푸른구름	벗을삼아서
높은산	깊은골에	수도하리라.

둘째, 내 것을 아끼지 말고 남의 것을 탐내지 말라.

삼악도의 괴로움을 가져오는 데는 탐심이 첫째가 되고, 육바라밀 가운데는 보시가 으뜸이 되느니라. 아끼고 탐하는 마음은 착한 길을 막고, 자비로 보시하는 행이 악한 길을 막느니라. 만일 가난한 사람이 와서 구걸하거든, 넉넉지 못하더라도 아끼지 말라. 올 때도 빈손, 갈 때도 빈손이다. 내 재물도 아끼지 않거늘 남의 재물을 탐내랴. 이 몸이 죽으면 무엇을 가져가나? 오직 지은 업만 나를 따른다. 사흘 닦은 마음은 천 년의 보배가 되고 백 년 동안 탐내어 쌓은 물건은 하루아침 티끌이다.

어찌하여	괴로운	三도가생겼는가
다생을	살며지은	애욕탓일세.
부처님의	가사발우	이대로좋은데
무엇하러	쌓고모아	무명기르나.

셋째, 말을 적게 하고 행동을 가벼이 말라.

몸을 정중히 가지면 산란을 여의어 선정을 이루게 되고, 말이

적으면 지혜를 이루리라. 참된 마음을 여의고 참된 이치를 움직일 수 없느니라. 입은 재앙의 문이니 반드시 지켜야하고, 몸은 재앙의 근본이니 가벼이 날뛰지 말라. 자주 나는 새는 그물에 걸릴 위험이 있고, 가벼이 날뛰는 짐승은 화살 맞을 위험이 많다.

그러므로 세존께서 6년 동안 설산에 앉아 움직이지 아니하셨고, 달마조사도 소림굴에서 9년을 말 없었거늘, 후세에 참선하는 이가 어찌 이 일을 본받지 않겠는가.

몸과마음	정에들어	동하지말고
토굴암자	홀로앉아	오가지말라.
고요하고	고요하여	선정즐겨서
내마음	부처님께	귀의하리라.

넷째, 좋은 벗은 가까이 하고 나쁜 벗은 멀리하라.

새가 쉴 적에 숲을 가려 앉듯, 진리를 배우는 자는 벗을 선택하라. 좋은 숲은 새의 잠자리가 편안하고 스승과 벗을 잘 만나면 학문이 높아진다. 그러므로 착한 벗을 부모처럼 섬겨야 하고 악한 벗은 멀리하여야 한다.

학이 까마귀와 벗할 생각이 없거니 붕새가 뱁새와 짝할 마음이 있겠는가. 소나무 숲에서 자라나는 칡은 천 길을 곧게 올라가고 풀 속의 칡은 석 자를 넘지 못하니, 어질지 못한 소인들은 멀리하여야 하고 뜻이 크고 고상한 사람과는 항상 가까이 친해야 한다.

가나오나	어느때나	선지식섬겨
마음의	가시덤불	베어버려라.
그리하여	밝은앞길	활짝트이면
걸음마다	보리되어	공안통하리.

다섯째, 삼경이 아니면 잠자지 말라.

끝없이 오랜 세월을 두고 수도에 방해되는 것은 잠보다 더한 것이 없다. 하루 종일 어느 때나 또렷한 정신으로 의심을 일으켜 흐리지 말며, 앉거나 서거나 항상 광명을 돌이켜 자신의 마음을 살펴보라.

한평생을 헛되이 보낸다면 두고두고 오랜 세월에 한이 될 것이다. 덧없는 세월은 찰나와 같으니 날마다 죽어진다. 사람의 목숨은 잠깐이니 한때라도 보존되어 있다고 할 수 없느니라. 만일 자성을 알지 못하면 어찌 편안히 잠만 잘 수 있겠는가?

독사같은	졸음에	마음달흐려
도닦는이	졸음에	길을몰라라.
잠속에서	비수검	빼어들면
구름이란	간데없고	달빛밝으리.

여섯째, 나를 높이고 남을 업신여기지 말라.

좋은 행실 닦는 데는 겸손이 근본이요, 벗을 사귀는 데는 믿음이 으뜸이 된다. 교만이 높아지면 삼악도의 고해가 더욱 깊어지니, 밖으로 나타난 위의는 존귀한 듯하지만 안은 텅 비어서 썩은 배와 같으니라.

벼슬이 높을수록 마음을 낮게 가지고 도가 높을수록 뜻은 더욱 겸손하라. 나니 너니 하는 상이 없어지는 곳에 위없는 도가 이루어지나니, 겸손한 사람에게 온갖 복이 저절로 돌아오느니라.

지혜는	교만속에	묻혀만가고
무명은	아상위에	자라나니
제잘난체	안배우고	늙어진뒤에
병들어	신음속에	한탄만하네.

일곱째, 재물과 여색은 바른 생각으로 대하라.

몸을 해치는 것은 여색보다 더한 것이 없고, 도를 그르치는 것은 재물이 으뜸이라. 그러므로 부처님이 계율로 재물과 여자를 금하셨으니,

「여자를 보거든 독사를 만난 것같이 하고, 재물을 대하거든 돌과 같이 보라.」고 하셨다.

비록 어두운 방에 혼자 있을지라도 큰 손님을 대하듯이 하고, 남이 볼 때나 안 볼 때나 한결같이 안과 밖을 구별하지 말라. 마음이 깨끗하면 선신이 보호하고, 여색을 생각하면 천신이 용납하지 않으리라. 선신이 보호하면 험한 곳에 있어도 어렵지 않고, 천시

하고 미워하면 편안한 곳에 있어도 불안하리라.

탐욕은	염라왕의	지옥문이요
청정은	아미타불	극락길이니
천가지	고통속의	지옥중생들
깨달음의	억만복락	극락세계여.

여덟째, 세속 사람을 사귀어 미움 받지 말라.

마음 가운데 애정이 없어야 사문이요, 세속을 그리워하지 않아야 출가라 한다. 이미 애정을 끊고 세상을 등졌거늘 어찌 세속 사람들과 어울려 놀겠는가. 세속을 그리워 못 잊어 하면 도철이라 한다. 도철은 본래부터 도심이 없다. 인정이 깊으면 도의 마음이 없어지니, 인정을 냉정히 하며 돌아보지 말라. 출가한 본래 마음을 버리지 말고 명산을 찾아가서 진리를 탐구하라. 가사, 발우, 옷 한 벌로 인정을 끊고 주리고 배부른 생각을 끊으면 스스로 도가 높아지리라.

나와남을	위하는일	착하다해도
생사에	윤회하는	씨가되오니
솔바람	칡넝쿨	달빛아래서
조사의	최상참선	닦고닦으라.

아홉째, 남의 허물을 말하지 말라.

칭찬하고 헐뜯는 말을 듣고 마음을 움직이지 말라. 덕 없이 칭찬을 듣는 것은 가히 부끄러운 일이며 허물이 있어 시비를 듣는 것은 참으로 기쁜 일이다. 기뻐하면 잘못을 고치게 되고, 부끄러워하면 도 닦는 데 채찍질이 된다. 다른 이의 허물을 말하지 말라. 반드시 내게 해로우니라. 남을 해롭게 하는 말을 듣거든 부모를 비방하는 것같이 들으라. 오늘 남의 허물을 말한 것이 훗날 나의 허물을 말한 것으로 되느니라. 모든 존재는 다 허망한 것, 헐뜯고 칭찬하는데 근심하고 기뻐하라.

하루종일	잘못을	시비하다가
밤이되면	흐리멍텅	잠에빠진다.
이같은	출가라면	업보만커져
삼계를	벗어나기	어려우니라.

열째, 대중과 살 때에 마음을 평등하게 가져라.

애정을 끊고 부모를 떠난 것은 법계가 평등한 연고인데, 만일 원친이 있다면 마음이 평등하지 못한 것이니, 그렇다면 출가하여 무슨 덕이 있겠는가. 마음에 미워하고 사랑하는 분별이 없으면 어찌 괴롭고 즐거운 성쇠가 있을까. 평등한 성품에는 나와 남이 없고 큰 거울 위에는 멀고 가까운 것이 없느니라.

삼악도에 드나드는 것은 사랑하고 미워하는 마음이 있기 때문이요, 육도에 헤매는 것은 친하고 성긴 업으로 이루어진 것이다. 마음이 평등하면 본래 취하고 버릴 것이 없으며, 만일 취하고 버릴 것이 없다면 나고 죽음이 없는 것이다.

위없는	보리도를	성취하려면
언제나	평등심을	굳게가져라.
사랑하고	미워하는	차별을두면
도는더욱	멀어지고	업만커진다.

주인공아,

그대가 사람으로 태어난 것은 눈먼 거북이가 나무 구멍 만나는 것처럼 어려운 일인데 한평생을 닦지 않고 게으름을 부리는가. 사람으로 태어나기 어렵고 불법 만나기는 더욱 어렵다. 이 세상에서 허송하면 만겁을 지내도 불법과 사람 몸 다시 만나기 어려우니, 마땅히 이 열 가지 법을 의지하여 부지런히 닦아서 정각을 이루어 모든 중생을 제도하라.

내가 바라는 것은 그대 혼자만이 생사의 바다를 뛰어넘는 것이 아니라 모든 중생을 제도하라는 것이다. 그대가 끝없는 옛적부터 금생에 이르기까지 나고 죽고 할 때마다 부모를 의지하여 생겨났으니, 끝없는 오랜 세월에 부모 되었던 이가 한량없이 많았노라. 이와 같이 육도 중생들이 모두 악도에 떨어져서 밤낮으로 고통을 받고 있으니, 네가 제도하지 않는다면 어느 때에 벗어나겠는가.

가슴을 에는 듯한 일이다.

천만 번 바라오니, 그대는 빨리 큰 지혜를 밝혀 신통변화의 위력과 자재한 방편의 힘을 갖추어, 거친 파도에 지혜의 배가 되어 탐욕의 언덕에서 헤매는 미혹한 중생을 널리 제도하라.

그대는 아는가, 역대의 모든 부처님과 조사가 옛날에는 모두 우리와 같은 범부였음을! 저들도 장부고 그대도 장부니, 하지 않아서 그런 것이지 할 능력이 없는 것은 아니다.

옛말에 「도가 사람을 멀리하는 것이 아니라 사람들이 스스로 도를 멀리한다.」고 하였으며, 또 말하기를 「내가 도를 하고자 하면 도가 스스로 따라온다.」하였으니, 옳은 말씀이다.

만일 믿는 마음만 물러서지 않는다면 누가 자성을 깨쳐 부처를 이루지 못하겠는가. 내 이제 삼보를 모시고 하나하나 그대에게 경계하노니, 잘못인 줄 알면서 일부러 범하면 산채로 지옥에 떨어질 것이니, 이 어찌 삼가지 않겠는가.

해와달이	오르내려	늙음재촉하고
철새들이	오락가락	세월만가네.
명예와	재물은	아침이슬이요
괴로움과	영화는	저녁연기로다.

| 간절히 | 도닦기를 | 권하오니 |
| 어서어서 | 부처되어 | 중생건지라. |

이생에서   내말을   듣지않으면
오는생에   반드시   후회하리라.

마음 닦는 법 - 普照修心訣

불타는 집

삼계의 뜨거운 번뇌가 비유하여 불타는 집과 같은데, 어찌하여
거기 머물러 그 많은 고통을 달게 받고 있는가. 윤회를 면하려면
부처를 찾아야 한다. 부처는 곧 이 마음인데 마음을 어찌 먼 데서
찾으랴. 마음은 이 몸을 떠나 따로 있는 것이 아니다. 육신은 거
짓이어서 나고 늙음이 있고 병들어 죽음이 있지만, 참 마음은 허
공과 같아서 시작도 끝도 없고 변하지도 않는다. 그러므로 「뼈와
살은 무너지고 흩어져 불로 돌아가고 바람으로 돌아가지만 〈성
품〉은 신령스러워 하늘을 덮고 땅을 덮는다.」고 한 것이다.

슬프다! 요즘 사람들은 어리석어 자기 마음이 참 부처인 줄 모
르며 자기 성품이 참 법인 줄을 모르고 있다. 법을 멀리 성인들에
게서 구하려 하고, 부처를 찾고자 하면서도 자기 마음을 살피지
않는다. 만약 「마음 밖에 부처가 있고, 성품 밖에 법이 있다.」고
고집하여 불도를 구한다면, 이와 같은 사람은 많은 세월이 지나
도록 몸을 태우고 뼈를 갈아 골수를 내며, 피를 뽑아 경전을 쓰고
밤낮으로 눕지 않으며, 하루 한 끼만 먹고 팔만대장경을 줄줄 외

며 온갖 고행을 닦는다 할지라도, 모래로 밥을 짓는 것과 같아서 보람도 없이 수고롭기만 할 것이다. 자기 마음을 알면 수많은 법문과 한량없는 진리를 구하지 않아도 스스로 얻어지게 된다.

그러므로 부처님께서 말씀하시기를, 「모든 중생을 두루 살펴보니 여래의 지혜와 덕을 갖추고 있다.」하시고, 「모든 중생의 여러 가지 허망된 생각이 다 여래의 마음에서 일어난다.」고 하셨으니, 마음을 떠나서 부처를 이룰 수 없음을 알아야 한다. 과거의 모든 부처님들도 마음을 밝힌 분이며 현재의 모든 성현들도 마음을 닦은 분이며, 미래에 배울 사람들도 또한 이 마음에 의지하여야 한다. 그러므로 수행하는 사람들은 마음 밖에서 구하지 말라. 마음의 바탕은 본래 청정하여 스스로 원만히 이루어진 것이니, 그릇된 인연을 떠나면 곧 의젓한 부처니라.

불성은 어디에

「만약 불성이 이 몸에 있다고 한다면, 이미 불성이 몸 가운데 있으면서 범부를 벗어나지 못하였는데, 저는 어째서 지금 불성을 보지 못합니까?」

「네 몸 안에 있는 데도 네가 스스로 보지 못하는 것이다. 배고프고 목마른 줄 알며, 차고 더운 줄 알며, 성내고 기뻐하는 것이 무슨 물건인가? 이 육신은 흙과 물과 불과 바람의 네 가지 요소가 모인 것으로, 그 바탕이 미련해 의식이 없는데 어떻게 보고 듣고 깨달아 알겠는가. 보고 듣고 깨달아 아는 그것이 바로 너의 불성이다.

그러므로 임제스님이 말씀하시기를 「사대는 법을 설할 줄도 들을 줄도 모르고 허공도 또한 그런데, 다만 네 눈앞에 뚜렷이 홀로 밝아 형상 없는 것이 법을 설하고 들을 줄 안다.」고 하였다. 여기에서 말한 〈형상 없는 것〉이란 모든 부처님의 법이며, 너의 본래 마음이다. 즉 불성이 네 안에 버젓이 있는데 어찌 그것을 밖에서 찾느냐. 네가 믿지 못하겠다면 옛 성인들이 도에 든 인연 몇 가지를 들어 의심을 풀어 줄 터이니 진실인 줄 믿어라.

옛날 이견왕이 바라제 존자께 물었다.

「어떤 것이 부처님입니까?」

존자가 대답했다.

「성품을 보는 것이 부처입니다.」

「스님은 성품을 보았습니까?」

「그렇습니다. 나는 불성을 보았습니다.」

「성품이 어느 곳에 있습니까?」

「성품은 사용하는 데에 있습니다.」

「어떻게 사용하기에 나는 지금 보지 못합니까?」

「지금 버젓이 사용하면서도 왕이 스스로 보지 못합니다.」

「내게 있단 말입니까?」

「왕이 사용한다면 볼 수 있지만 사용하지 않는다면 그 근본도 보기 어렵습니다.」

「만일 사용할 때에는 몇 군데로 출현합니까?」

「출현할 때에는 여덟 군데로 합니다.」

왕이 그 여덟 군데를 말해 달라고 하니 존자는 이와 같이 가르쳐 주었다.

「태 안에 있으면 몸이라 하고, 세상에 나오면 사람이라 하며, 눈에 있으면 보고, 귀에 있으면 듣고, 코에 있으면 냄새를 맡으며, 혀에 있으면 말을 하고, 손에 있으면 붙잡고, 발에 있으면 걸어 다니며, 두루 나타나서는 온 누리를 채우고, 거두어들이면 한 티끌에 있습니다. 아는 사람은 이것이 불성인 줄 알고, 모르는 사람은 영혼이라 합니다.」

왕은 이 말을 듣고 마음이 열리었다.

또 어떤 스님이 귀종 화상께 물었다.

「어떤 것이 부처입니까?」

화상은 말했다.

「내 그대에게 일러주고 싶지만 그대가 믿지 않을까 걱정이다.」

「큰스님의 말씀을 믿겠습니다.」

「그것은 곧 너니라!」

「어떻게 닦아야 합니까?」

「한 꺼풀 가리는 것이 눈에 있으니 허공 꽃이 어지러이 지는 구나.」

그 스님은 이 말끝에 알아차린 바가 있었다.

옛 성인의 도에 드신 인연이 이같이 명백하고 간단하여 힘들지 않았다. 이 법문으로 알아차린 것이 있다면, 그는 옛 성인과 손을 마주잡은 것이다.」

신통변화 神通變化

「앞에 말씀하신 견성이 참으로 견성이라면 그는 곧 성인이니, 신통변화를 나타내어 보통 사람과는 다른 데가 있어야 할 텐데, 어째서 요즘 수도인들은 한 사람도 신통변화를 부리지 못합니까?」

「함부로 미친 소리를 하지 말라. 정正과 사邪를 분간하지 못함은 어리석은 것이다. 요즘 도를 배우는 사람들이 입으로는 곧잘 진리를 말하지만 마음에 게으른 생각을 내어 도리어 자격지심에 떨어지는 수가 있으니, 다 네가 의심하는 것과 같은 데에 있는 것이다. 도를 배워도 앞뒤를 알지 못하고, 진리를 말하지만 처음과 끝을 가리지 못하는 것은 그릇된 소견이니 수행자라 이름할 수 없다. 자기를 그르칠 뿐 아니라 남까지도 그르치게 하는 것이니 어찌 삼가지 않을 것인가.

대체로 도에 들어감에는 문이 많으나 크게 나누어 돈오頓悟와 점수漸修 두 문에 지나지 않는다. 비록 돈오점수가 가장 으뜸가는 근기라 하지만, 과거를 미루어 본다면 여러 생을 두고 깨달음을 의지해 닦아 점점 훈습해 왔으므로, 금생에 이르러 듣자마자 곧 깨닫게 된 것이다. 사실 이것도 먼저 깨고 뒤에 닦아, 이 닦음으로 인연하여 증득하게 된 것이다. 즉, 신통변화는 깨달음을 의지해 닦아서 점점 나타난 것이요, 깨달을 때에 곧 나타나는 것은 아니다.

경에 말씀하기를 「이치는 단박 깨닫는 것이므로 깨달음을 따라 번뇌를 녹일 수 있지만, 현상은 단번에 제거될 수 없으므로 차례를 따라 없애는 것이다.」고 하였다.

그러므로 규봉스님은 먼저 깨닫고 나서 닦는 뜻을 깊이 밝혀 다음과 같이 말씀하셨다.

「얼음 못이 모두 물인 줄은 알지만 햇볕으로써 녹일 수 있고, 범부가 곧 부처인 줄은 깨달으나 법력으로만 습기를 닦을 수 있다. 얼음이 녹아 물이 되어야만 씻을 수 있고, 망상이 다해야만 마음이 신령스러워 신통과 광명의 작용을 나타낼 수 있다.」

그러므로 현상의 신통변화는 하루에 이루어지는 것이 아니고 점점 닦아 감으로써 나타나는 것이다. 그렇더라도 신통이 자재한 사람의 경지로는 오히려 요괴스런 짓이요, 성인의 분수에는 하찮은 일이다. 비록 나타날지라도 요긴하게 쓰지 않을 것인데, 요즘 어리석은 무리들은 망령되이 말하기를 한 생각 깨달을 때 한량없는 묘용의 신통변화를 나타낸다 하니, 이와 같은 생각은 이른바 앞뒤를 분간하지 못한 것이다. 본말을 알지 못하고 불도를 찾는다면 모가 난 나무를 가지고 둥근 구멍에 맞추려는 것과 같으리니 어찌 큰 잘못이 아니겠는가. 방편을 모르기 때문에 미리 겁을 먹고 스스로 물러나 부처의 종자를 끊는 사람이 적지 않다. 자신이 밝지 못하기 때문에 남의 깨달음을 믿지도 않아 신통 없는 이를 보고 업신여긴다. 이는 성현을 업신여기는 것이니 참으로 슬픈 일이다.」

돈오점수 頓悟漸修

「돈오頓悟와 점수漸修 두 문이 성인 되는 길이라 말씀하셨는
데, 깨달음이 단박 깨닫는 것이라면 왜 점수를 빌리며, 닦음이 점
차 닦는 것이라면 어찌하여 돈오라 합니까? 돈과 점의 두 가지 뜻
을 자세히 말씀하여 의심을 풀어 주십시오.」

「범부가 미혹했을 때는 사대로 몸을 삼고 망상으로 마음을 삼
아 자기 성품이 참 법신法身인 줄 모르고 자기의 지혜가 참 부처
인 줄을 모른다. 중생은 마음 밖에서 부처를 찾아 이리저리 헤매
다가 선지식의 가르침을 만나, 한 생각에 마음의 빛을 돌이켜 자
기 본성을 보게 되면 본성인 성품의 바탕에는 본래부터 번뇌가
없는 지혜와 성품이 갖추어져 있어 모든 부처님과 조금도 다르지
않음을 알게 되는데 이것을 돈오라 한다.

비록 본성이 부처와 다름없음을 깨달았으나 끝없이 익혀 온 업
보를 갑자기 없애기란 어려운 일이므로, 깨달음을 의지하여 점점
닦아 공이 이루어지고 성인의 길을 오래 걸으면 성인이 되므로
점수라 한다. 예를 들면 어린애가 처음 태어났을 때에 모든 기관
이 갖추어 있음은 어른과 다름이 없지만, 그 힘이 충실치 못하기
때문에 세월이 가고 나이가 든 뒤에야 비로소 어른 구실을 하는
것과 같다.」

「그러면 어떤 방편을 써야 한 생각에 자성을 깨닫겠습니까?」

「다만 네 자성의 마음이다. 이밖에 무슨 방편을 쓰겠는가. 만일 방편을 써서 앎을 구한다면, 마치 자기 눈을 보지 못하고 눈이 없다면서 다시 눈을 보겠다는 것과 다르지 않다. 눈이 없어지지 않을 줄 알면 곧 눈을 보는 것이다. 눈을 보고자 하는 마음도 없는데, 어떻게 눈을 보지 못한다는 생각이 있겠는가. 자기의 자성도 이와 같아서 이미 자기 마음인데 무엇하러 또 앎을 구할 것인가. 만약 앎을 구하고자 한다면 즉시 번뇌와 망상이 일게 된다. 다만 알지 못한 줄 알면 이것이 곧 견성見性이다.」

본래면목本來面目

「상상上上의 근기는 들으면 곧 쉽게 알지만, 중하中下의 근기는 의심이 있을 것입니다. 다시 방편을 말씀하여 어리석은 이로 하여금 알아듣게 하여 주십시오.」

「도는 알고 모르는 데 있지 않다. 네가 어리석어 깨닫기를 기다리니 그 생각을 쉬고 내 말을 들으라. 모든 법이 꿈과 같고 환상과 같으므로 번뇌 망상이 본래 고요하고, 티끌세상이 본래 공한 것이다. 모든 법이 다 공한 곳에서 지혜가 밝은 것이다. 그러므로 고요하고 신령스럽게 아는 마음이 너의 본래면목이며, 삼세제불과 역대 조사와 천하 선지식이 은밀히 서로 전한 법인法印이 본래면목인 것이다.

이 마음을 깨달으면 과정을 거치지 않고 바로 부처님의 경지에 올라가, 걸음걸음이 삼계에 뛰어나서 집에 돌아가 단박 의심을 끊게 되니, 인간과 천상의 스승이 되고 자비와 지혜가 서로 도와 자신도 이롭고 타인도 이롭게 되니, 인간과 네가 이와 같다면 참 대장부이니 천상의 공양을 받을 만하다. 평생에 할 일을 마친 것이다.」

「제 분수대로 보면 어떤 것이 고요하고 신령스런 마음입니까?」

「네가 지금 내게 묻는 것이 너의 고요하고 신령스런 마음인데, 왜 돌이켜보지 않고 밖으로만 찾느냐? 내 이제 네 분수를 따라 바로 본심을 가리켜 깨닫게 할 테니 너는 번뇌를 비우고 내 말을 들어라. 아침부터 저녁에 이르도록 보고 들으며 웃고 말하고, 성 내고 기뻐하며 옳고 그른 온갖 행위를 무엇이 그렇게 하는지 말해 보아라. 만일 육신이 그렇게 한다면, 왜 사람이 한 번 명을 마치면 눈은 스스로 보지 못하느냐? 어째서 귀는 들을 수 없고, 코는 냄새를 맡을 수 없고, 혀는 말하지 못하며, 몸은 움직이지 못하고, 손은 잡지 못하며, 발은 걷지를 못하느냐?

이제 알았느냐? 보고 듣고 움직이는 것은 반드시 너의 본심이지 육신이 아니다. 이 육신을 이루고 있는 사대 요소는 성질이 공하여 마치 거울에 비친 형상과 같고 물에 비친 달과 같은데 어떻게 항상 분명히 알며 어둡지 않고 한량없는 일들을 알 것인가. 그러므로 말하기를 「신통과 묘용이여, 물을 긷고 나무를 나름이라.」고 한 것이다. 이 이치에 들어가는 데는 길이 많으나, 너에게 한 문을 가리켜 근원에 들어가게 하겠다. 너는 까마귀 울고 까치 지저귀는 소리를 듣느냐?」

「듣습니다.」

「듣는 성품을 돌이켜보아라. 얼마나 많은 소리가 있느냐?」

「이 속에 이르러서는 모든 소리와 온갖 분별을 할 수 없습니다.」

「참으로 기특하다! 이것이 관세음보살께서 진리에 드신 문이다. 내가 다시 너에게 물어 보겠다. 네가 말하기를 자성에 이르러서는 모든 소리와 온갖 분별을 할 수 없다고 했는데, 할 수 없다면 그때는 허공이 아니겠느냐?」

「본래 공하지 않으므로 환히 밝아 어둡지 않습니다.」

「그럼 어떤 것이 공하지 않은 근본인가?」

「모양이 없으므로 말로 할 수도 없습니다.」

「이것이 바로 모든 부처님과 조사들의 생명이니 다시 의심하지 말아라.」

이 몸 이때 못 건지면

과거 윤회의 업을 따라 생각하면, 몇 천 겁을 흑암지옥에 떨어지고 무간지옥에 들어가 고통을 받았다가 때때로 생각하면 긴 윤회를 깨닫지 못한 것이니, 게을리 지나다가 다시 그전 같은 재난을 받지 말아야겠다. 누가 나에게 지금의 인생을 만나 만물의 영장이 되어 도 닦는 길을 어둡지 않게 한 것인가. 참으로 눈 먼 거북이 나무를 만남이요, 겨자씨가 바늘에 꽂힌 격이다. 그 다행함을 어찌 다 말할 수 있으랴.

내가 만약 의심을 내거나 게으름을 부려 뒤로 미루다가 목숨을 잃고 지옥에라도 떨어져 갖은 고통을 받을 때, 한마디 불법을 들어 믿고 받들어 괴로움을 벗고자 한들 어찌 다시 얻게 될 것인가. 위태로운 데에 이르러서는 뉘우쳐도 소용이 없다. 바라건대, 도닦는 사람들은 게으르지 말고 탐욕과 음욕에 집착하지 말며, 머리에 타는 불을 끄듯 하여 돌이켜 살필 줄을 알아야 한다. 세월이 빨라 몸은 아침 이슬과 같고 목숨은 저녁노을과 같다. 오늘은 있을지라도 내일은 기약하기 어려우니 간절히 뜻을 새겨들어라. 이 몸을 금생에 건지지 않으면 다시 어느 생을 기다려 건질 것인가. 지금 닦지 않는다면 만겁에 어긋나 등질 것이요, 힘써 닦으면 어려운 행이 점점 어렵지 않게 되어 수행이 저절로 이루어질 것이다. 요즘 사람들은 배고파 음식을 대하고도 입을 벌릴 줄 모르며, 병들어 의사를 만나고서도 약을 먹을 줄 모르니 어찌할 것인가, 어찌할 것인가. 따르지 않는 사람은 나도 어쩔 수 없구나.

슬프다! 우물 안 개구리가 어찌 창해의 넓음을 알며, 여우가 어찌 사자의 소리를 내랴. 그러므로 말세에 이 법문을 듣고 희귀한 생각을 내어 믿고 받아 지니는 사람은 이미 한량없는 겁에 모든 성인을 섬기어 갖가지 선근을 심었고, 깊은 지혜의 바른 인연을 맺은 으뜸가는 그릇임을 알라. 금강경에 말씀하시기를 「이 글귀에 신심을 내는 이는 한량없는 부처님 세상에서 온갖 선근을 심은 공덕임을 알아야 한다.」고 했고, 또 「대승을 위해 설하며 최상승最上乘을 위해 설한다.」고 하였다. 원컨대 도를 구하는 사람들은 겁을 내지 말고 용맹한 마음을 낼 것이다. 만일 수승함을 믿지 않고 소승을 달게 여겨 어렵다는 생각을 내어 닦지 않으면, 비록 숙세의 선근이 있을지라도 대승의 인연을 끊는 것이므로 더욱 어려운 길로 멀어질 것이다. 이미 보배가 있는 곳에 이르렀으니 빈 손으로 돌아가지 말아라.

한 번 사람 몸을 잃으면 만겁에 돌이키기 어려우니, 바라건대 소승을 삼가 할 것이다. 지혜로운 이가 보배 있는 곳을 알면서도 구하지 않고 어찌 외롭고 가난함을 원망할 것인가. 보배를 얻으려면 가죽 주머니를 잊어버려야 한다.

마음을 살피는 일 – 달마, 「관심론觀心論」

모든 것의 근본

제자 혜가가 물었다.

「불도를 얻으려면 어떤 법을 수행하는 것이 가장 요긴하겠습니까?」

달마스님은 대답했다.

「오직 마음을 관觀하는 법이 모든 행을 다 거두어들이는 것이니 마음을 관하는 법이 가장 간결하고 요긴하다.」

「어째서 마음을 관하는 법이 모든 행을 거두어들인다 하십니까?」

「마음이란 만법의 근본이라. 모든 현상은 오직 마음에서 일어난 것이므로 마음을 깨달으면 만 가지 행을 다 갖추는 것이다.

예를 들면 큰 나무가 있다고 하자. 그 나무의 가지나 잎이나 열매는 모두 뿌리가 근본이다. 나무를 가꾸는 사람은 뿌리를 북돋울 것이요, 나무를 베고자하는 사람도 뿌리를 베어야 할 것이다. 수행하는 사람도 그와 같아서 마음을 알고 도를 닦으면 많은 공을 들이지 않고도 쉽게 이룰 것이다. 그러나 마음을 알지 못하고 수도한다면 부질없이 헛된 공만 들이게 된다. 모든 법이 자기 마음에서 일어나는 것임을 알아야 한다. 마음밖에 따로 구할 도가 있다면 옳지 않은 외도인 것이다.」

「어떻게 마음을 관하는 것이 마음을 아는 것이라 하십니까?」

「보살이 반야바라밀다를 행할 때 사대와 오온이 본래 공하여 실체가 없음을 알며, 자기 마음을 쓰는 데 두 가지 차별이 있음을 알아야 한다. 두 가지란 맑은 마음[淨心]과 물든 마음[染心]이다. 맑은 마음이란 번뇌가 없는 진여眞如의 마음이요, 물든 마음이란 번뇌가 있는 무명無明의 마음이다. 이 두 마음이 본래부터 갖춰져 있어 인연 따라 화합하기는 하지만 새로 생기는 것은 아니다. 맑은 마음은 항상 착한 인연을 즐기고, 물든 마음은 악한 인연을 생각한다. 만약 진여의 마음을 깨쳐 그것이 물들거나 때 묻지 않는 것인 줄 깨달으면 이 사람은 성인이다. 그는 모든 괴로움에서 벗어나 열반의 즐거움을 누릴 것이다. 그러나 물든 마음을 따라 악한 짓을 하면 온갖 괴로움과 어둠이 몸에 감기고 덮이게 되니 이를 범부라 한다. 범부는 항상 삼계를 헤매며 갖가지 괴로움을 받으니 그것은 물든 마음으로 인연하여 진여의 마음이 가려졌기 때문이다.

십지경十地經에 말하기를, 「중생의 몸 가운데 금강석처럼 굳은 불성이 있어 해와 같이 밝고 원만하며 광대무변하지만, 오온의 검은 구름에 덮여 항아리 속에 있는 불빛이 밖을 비추지 못하는 것과 같다.」 하였고, 열반경에 말하기를 「일체 중생에게 불성이 있으나 무명에 덮여서 해탈을 얻지 못한다.」고 하였다. 불성이란 깨침이다. 스스로 깨치고 깨친 지혜가 밝아 번뇌에서 벗어나면 이것이 곧 해탈이다. 모든 선善은 깨침이 근본임을 알아야 한다. 이 깨침이 근본이 되어 모든 공덕의 나무가 무성하고 열반의 열매가 여문다. 이와 같이 마음을 관하는 것을 마음을 알았다고 한다.」

삼독三毒

「진여 불성의 모든 공덕은 깨침이 근본임을 알았으나 무명의 마음과 온갖 악은 무엇을 근본으로 삼습니까?」

「무명의 마음에는 팔만사천 번뇌와 정욕이 있어 악한 것들이 한량없으나 그 모두는 삼독심이 근본이다. 삼독이란 탐욕과 성냄과 어리석음인데, 이 삼독심에는 저절로 모든 악한 것이 갖추어져 있다. 큰 나무가 뿌리는 하나이나 가지는 수없이 많은 것처럼, 삼독의 뿌리는 하나이지만 그 속에 한량없이 많은 악업이 있어 무엇으로 비유할 수도 없다. 이와 같은 삼독은 본체에서는 하나 지만 저절로 삼독이 되어 이것이 육근六根에 작용하면 육적六賊이 된다. 육적은 곧 육식六識이다. 육식이 육근을 드나들며 온갖 대 상에 탐착심을 일으키고 악업을 지어 진여를 가리게 되므로 육적 이라 이름 한다.

중생들은 이 삼독과 육적으로 인연하여 몸과 마음이 어지러워 지고 생사의 구렁에 빠져 육도六道를 윤회하면서 온갖 고통을 받 는다. 예를 들면 강물이 원래 조그마한 샘물에서 시작하여 끊이 지 않고 흐르면서 시내를 이루고 마침내는 만경창파를 이루게 되 나, 어떤 사람이 그 물줄기의 근원을 끊으면 모든 흐름이 다 쉬게 된다. 이와 같이 해탈을 구하는 사람도 삼독을 돌이켜 삼취정계三 聚淨戒를 이루고, 육적을 돌이켜 육바라밀六波羅蜜을 이루면 저절 로 모든 고뇌에서 벗어나게 되는 것이다.」

「삼독과 육적이 광대무변한데 마음만을 보고 어떻게 한량없는 고뇌에서 벗어날 수 있겠습니까?」

「삼계에 태어남은 오로지 마음으로 되는 것이니 만약 마음을 깨달으면 삼계에 있으면서 곧 삼계에서 벗어나게 된다. 삼계라는 것은 곧 삼독이다. 탐내는 마음이 욕계가 되고, 성내는 마음이 색 계가 되며, 어리석은 마음이 무색계가 된다. 삼독심이 갖가지 악 을 짓고 맺어 업보를 이루고 삼도에 윤회하게 되니 이것을 삼계 라 한다. 또 삼독이 짓는 무겁고 가벼운 업을 따라 과보를 받는 것 도 여섯 곳으로 나뉘게 되니 이것을 육도라 한다. 악업은 오로지 자기 마음에서 일어난다는 것을 알아야 한다. 마음을 잘 다스려 그릇되고 악한 것을 버리면 삼계와 육도를 윤회하는 괴로움은 저절로 소멸되고, 모든 고뇌에서 벗어나게 되니 이것을 해탈이라 한다.」

삼 아승기겁三 阿僧祇劫

「부처님께서도 삼 아승기겁을 부지런히 수행하여 불도를 이루었다 하셨는데, 스님께서는 어찌하여 삼독을 제하면 곧 해탈한다 하십니까?」

「부처님의 말씀은 진실하다. 아승기는 곧 삼독심이라. 아승기는 셀 수 없다는 뜻이다. 마음 가운데에는 항하수의 모래와 같이 많은 악한 생각이 있고 그 낱낱 생각 가운데 다 일 겁씩이 있으니, 삼독의 악한 생각이 항하의 모래와 같이 많으므로 셀 수 없다고 말한다. 범부는 진여의 성품이 삼독에 덮였으니, 항하의 모래와 같이 많은 악한 생각에서 뛰어나지 않으면 어떻게 해탈이라 할 수 있겠느냐. 탐욕과 성냄과 어리석음의 삼독심만 제거해 버리면 곧 삼 아승기겁을 지낸 것이다. 말세 중생이 어리석고 둔하여 부처님의 깊고 묘한 삼 아승기겁이라는 말씀의 뜻을 알지 못하고 한량없는 겁을 지내야만 성불한다고 알고 있다. 말세의 수행자로 하여금 이 뜻을 잘못 알고 의심을 내어 보리도菩提道에서 물러나게 하고 있다.」

정념正念

「보살이 삼취정계를 가지고 육바라밀을 행하여야 불도를 이룬다 하셨는데, 수행자가 마음만 관하고 계행을 닦지 않는다면 성불할 수 있겠습니까?」

「삼취정계란 삼독심을 다스리는 것이니, 삼독을 제하면 무량한 선善이 이루어진다. 취聚란 모았다는 뜻이니 삼독을 다스리면 세 가지 한량없는 선을 이루게 된다. 즉 선을 마음에 모았으므로 삼취정계라 한다. 또한 육바라밀이란 피안彼岸에 이른다는 뜻이니, 육근이 청정하여 번뇌에 물들지 않으면 곧 번뇌에서 벗어나 피안에 이르게 되므로 육바라밀이라 한다.」

「경에 말씀하시기를 「지극한 마음으로 염불하면 서방정토에 왕생한다.」 하셨으니 염불문으로 성불할 것을 어째서 마음을 관하여 해탈을 구하라 하십니까?」

「염불하는 자는 반드시 정념正念을 닦아야 한다. 참된 뜻을 알면 정正이 되고, 참된 뜻이 분명하지 못하면 사邪가 된다. 정념은 반드시 서방정토를 얻지만 사념邪念으로는 피안에 이를 수 없다.

불佛이란 깨쳤다는 뜻이니 몸과 마음을 살펴 악한 것이 일어나지 않게 하는 것이요, 염念이란 생각하는 것이니 계행을 생각하여 부지런히 힘쓰는 것이라. 이와 같이 아는 것이 정념이다. 그러므로 염이란 마음에 있는 것이지 말에 있는 것이 아니다.

고기는 그물로 잡지만 고기를 잡고 나서는 그물 생각은 잊어버리는 것과 같이, 말에 의지하여 뜻을 알지만 뜻을 알았으면 말을 잊어야 한다. 이와 같이 부처님의 명호를 부르고자 한다면 반드시 염불의 실체를 행해야 한다. 염불한다 하면서 진실한 뜻을 모르고 입으로만 공연히 부처님 명호를 외운다면 헛된 공만 들이는 것이니 무슨 이익이 있겠는가. 외운다는 것과 생각한다는 것은 말과 뜻이 다르다. 외운다는 것은 입으로 하는 것이요, 생각한다는 것은 마음으로 하는 것이다. 생각은 마음에서 일어나는 것이니 깨달아 행하는 문임을 알아야 한다. 외우는 것은 입으로 하는 것이니 음성의 모양이다. 마음이 없이 입으로만 명호를 외운다면 그것은 모양에 집착하여 복을 구하는 것이니 잘못된 짓이다.」

해탈의 나루터

달마스님이 말했다.

「경에 말씀하기를 「상相이 있는 것은 모두 허망하다. 형상으로 나를 보거나 음성으로 나를 찾는다면 이 사람은 도를 잘못 행하는 것이니 여래를 보지 못한다.」고 하였다. 이와 같이 사물이나 형체는 진실이 아님을 알아야 한다. 예부터 모든 성인들이 공덕을 말씀하실 때는 한결같이 밖에서 구하는 것이 아니라고 하면서 마음을 강조했다. 마음은 모든 성인의 근원이며 일만 가지 악의 주인이다. 열반의 즐거움도 자기 마음에서 오는 것이요, 삼계 윤회의 고통도 마음에서 일어난다. 마음은 곧 세간을 뛰어넘는 문이요, 해탈로 나아가는 나루터다. 문을 알면 나아가지 못할까 걱정할 것이 없고, 나루터를 알면 저기 기슭에 이르지 못할 것을 어찌 근심하랴.

근기를 살펴보니, 요즘 사람들은 아는 것이 얕아 겉모양으로 공덕을 삼으려 한다. 힘써 공을 들여서 스스로 손해 보고 남도 미혹하게 하면서도 부끄러운 줄을 모르니, 어느 때에나 깨칠 것인가. 세간의 덧없는 유위법有爲法에는 애착하고, 상相이 없는 천진면목을 말하면 아득하여 알지 못한다. 세간의 조그마한 즐거움에 탐착하고 다가올 큰 괴로움은 깨닫지 못하니, 이와 같이 공부하면 스스로 피로할 뿐 이익이 없다.

마음을 잘 거두어 안으로 돌이켜 깨치면 보는 것이 항상 맑아, 삼독심은 사라지고 육적의 문은 닫혀 침범하지 못하게 된다. 이때에 한량없는 공덕의 장엄과 무량 법문을 낱낱이 성취하여 순식간에 범부를 벗어나 성인의 경지에 오르게 된다. 깨침은 잠깐 사이에 있는데 어찌 머리가 희기를 기다리랴. 참된 법문의 심오한 뜻을 어찌 말할 수 있으랴. 여기서는 마음 관하는 것만을 말하며 나머지 일은 짐작케 하려는 것이다.」

이심전심 以心傳心

달마스님이 말했다.

「삼계가 어지럽게 일어나는 것은 모두 한 마음으로 돌아가니 전불前佛 후불後佛이 이심전심이라 하시고 문자를 세우지 않으셨다.」

제자가 물었다.

「만약 문자를 세우지 않는다면 무엇으로 마음을 삼습니까?」

「네가 나에게 묻는 것이 네 마음이며 내가 너에게 대답하는 이 것이 내 마음이다. 만약 내가 마음이 없다면 무엇으로 너에게 대답하며, 네가 마음이 없다면 무엇으로 나에게 물을 수 있느냐. 나에게 묻는 것이 곧 너의 마음이다. 시작 없는 옛적부터 지금까지 전해오는 모든 말과 행동과 장소와 시간이 다 네 본심이며, 너의 본분이니 마음이 곧 부처라는 것이다. 그러므로 마음을 버리고 따로 부처를 구할 수 없으며 마음을 떠나서 보리나 열반을 찾는다면 옳지 않다. 자성은 진실하여 인도 아니고 과도 아니며, 법은 곧 마음이니 자기 마음이 보리요, 열반이다.

만약 마음 밖에 부처나 보리가 있다면 옳지 않다. 마음 밖에 부처와 보리가 어디에 있다고 하더냐. 비유하면, 어떤 사람의 손으로 허공을 잡는다고 할 때 허공은 이름이 있을 뿐 모양이 없으니 잡을 수도 없고 버릴 수도 없는 것이다. 이와 같이 마음 밖에서 부처를 찾는 것도 있을 수 없는 일이다.」

대장경을 외울지라도

달마스님이 말했다.

「누구나 부처를 찾고자 하면 견성見性을 해야 한다. 만약 견성하지 못했으면 염불을 하거나 경을 외우거나 계행을 지켜도 큰 이익이 없다. 염불하면 인과를 얻고 경을 외우면 총명을 얻고, 계를 가지면 천상에 태어나고, 보시를 하면 복된 과보를 얻지만 부처가 될 수는 없다. 자기를 깨닫지 못했으면 선지식을 찾아 생사의 근본을 깨달아야 한다. 선지식은 견성한 사람이니 견성하지 못했으면 선지식이라 할 수 없으며 비록 대장경을 설하더라도 생사를 면치 못해 삼계에 윤회하며 괴로움을 벗어날 기약이 없을 것이다. 옛날 선성善星 비구가 대장경을 다 외웠어도 윤회를 면치 못한 것은 견성을 못하였기 때문이다. 선성 비구도 그러했는데, 요즘 사람들이 경론經論을 서너 권 배워 가지고 불법으로 삼는다는 것은 어리석은 일이다. 진실로 자기 마음을 알지 못하면 한가롭게 경문을 외워도 아무 쓸모가 없는 것이다.」

스승을 찾아라

달마스님이 말했다.

「한 물건도 얻을 것이 없으나 알지 못한다면 선지식을 찾아가 간절하게 힘써 구해야 한다. 생사가 큰일이니 헛되이 지내지 않도록 하여라. 돌이켜보면 보배가 산과 같이 쌓이고 권속이 항하의 모래처럼 많다 하더라도 눈을 뜨면 보이지만 눈을 감고는 볼 수 없다. 유위법有爲法은 모두 꿈과 같으며 환상과 같은 것이다.

스승을 찾아가라. 급히 스승을 구하지 않으면 일생을 헛되이 보내게 된다. 불성은 본래 스스로 있는 것이지만, 스승을 인연하지 않고는 바르게 알지 못하는 것이니 스승 없이 깨친 자는 만의 하나도 드물다. 검고 흰 것도 분별하지 못하면서 망령되이 부처님의 가르침을 편다고 하면 이것은 부처를 비방하고 법을 어지럽히는 짓이다. 이와 같은 무리들은 설법하기를 비 오듯이 하더라도 모두가 마군의 말이요 부처님의 말씀이 아니다. 그 스승은 마왕이요 제자는 마왕의 권속인데, 어리석은 사람들은 그의 지도로 인해 생사고해에 떨어지게 되는 것을 알지 못한다.

견성하면 부처요, 견성하지 못하면 중생이다. 그러나 불성이 중생의 성품을 떠나지 않았으니 중생의 성품을 떠나 따로 불성이 있다면 부처가 어느 곳에 있겠느냐. 중생의 성품이 곧 불성인 것이다. 성품 밖에 부처가 없고 부처가 곧 성품이니, 이 성품을 버리고 따로 부처가 없으며 부처 밖에 성품도 없다.」

제자가 물었다.

「견성하지 못했더라도 염불하고 경을 외우며 보시하고 계를 지녀 부지런히 복된 일을 지으면 성불하지 않겠습니까?」

「못한다!」

「어째서 못합니까?」

「조그마한 법이라도 얻은 것이 있다면 유위법이며 인과에 얽매인 법이므로 과보를 받고 윤회를 받게 된다. 생사도 면치 못했으면서 어떻게 성불할 수 있겠느냐. 성불은 반드시 먼저 견성을 해야 한다. 견성하지 못하면 인과를 얻는 외도들의 법이다. 법을 구하는 자라면 어찌 외도 법을 배우겠느냐.

어떤 사람이 인과를 무시하고 부지런히 악한 업을 지으면서 말하기를 「본래 공한 것이다. 악한 일을 하더라도 허물이 없다.」고

하면 그는 무간지옥에 떨어져 영영 나올 기약이 없을 것이니, 지혜로운 사람이라면 이런 소견을 버리게 된다.」

이 몸이 곧 법신

제자가 달마스님에게 물었다.

「사람의 모든 말과 행동과 그 밖의 모든 것이 본심이라면 이 몸이 허물어질 때 왜 본심을 보지 못합니까?」

「본심은 항상 나타나 있건만 네가 스스로 보지 못하는 것이다.」

「마음이 있는데 어째서 보지 못했습니까?」

「네가 꿈을 꾼 일이 있느냐?」

「있습니다.」

「꿈을 꿀 때 그것은 네 몸이냐 네 몸이 아니냐?」

「제 몸입니다.」

「꿈속의 네 말이나 모든 행동이 너와 같으냐 다르냐?」

「다르지 않습니다.」

「이미 다르지 않다면 그 몸이 너의 법신이며 그 법신이 곧 너의 본심이다. 마음은 시작 없는 옛적부터 지금까지 너와 떨어진 적이 없고, 생멸이 없으며 늘거나 주는 일도 없고 때 묻거나 깨끗하지도 않다. 좋거나 나쁘지도 않고 오고 가지도 않으며 옳고 그른 것도 없다. 마치 허공과 같아 취할 수도 없고 버릴 수도 없다. 이 마음은 빛깔이나 모양이 없으니 극히 미묘하여 보기 어렵다. 사람들이 모두 이를 보고자 하여 이 광명 가운데서 손을 놀리고 발을 움직이는 자가 끝없이 많지만, 물음에 당해서는 아무 말도 하지 못해 마치 나무등신 같구나. 딱하다, 모두 자기가 쓰고 있는 물건인데 어찌하여 모르는가.

부처님께서 말씀하시기를,「중생이 모두 미혹해 있으므로 업을 짓고 생사에 빠져 나오고자 하여도 도리어 빠진다.」하셨으니, 이것은 견성하지 못한 때문이다. 중생이 미혹하지 않았다면 어째서 한 사람도 아는 사람이 없는가. 제 몸을 움직여 쓰는 것을 왜 모르는가.」

백정이라도 성불할 수 있다

제자가 달마스님에게 물었다.

「가정을 가진 사람은 음욕을 버릴 수 없는데 어떻게 성불할 수 있겠습니까?」

「이 법은 견성을 말할 뿐 음욕을 말하지 않는다. 범부는 오직 견성하지 못했기 때문에 음욕이 문제가 되지만, 견성만 하면 음심과 욕심이 본래 공적空寂하여 끊거나 버리기 위해 힘쓰지 않아도 된다. 견성자는 거기에 빠지지도 않으니 비록 버릇이 남았더라도 해로울 것이 없다. 왜냐하면 성품은 본래 청정하여 색신 가운데 있더라도 물들거나 더러워지지 않기 때문이다. 법신은 본래 받는 것이 없고 주리고 목마름도 없으며 춥고 더운 것도 없다. 본래 한 물건도 얻어 볼 것이 없으나 다만 색신으로 인해 주리고 목마르며 춥고 더운 것이 있으니, 속지 않으려거든 곧 정신 차려 정진해야 한다. 생사에 자유를 얻어 일체법에 걸림이 없게 되면 어느 곳이고 편안하지 않은 곳이 없다. 그러나 만약 터럭 끝만큼이라도 의심이 있으면 일체 경계에 자재하지 못해 윤회를 면치 못하게 된다. 그러므로 견성만 하면 백정이라도 성불할 수 있다.」

본원 청정심本源 淸淨心 – 황벽「전심법요傳心法要」

부처란 마음이다

모든 부처님과 일체 중생의 본체는 한마음일 뿐이다. 마음은 시작 없는 옛적부터 나고 죽는 것이 아니요, 푸르거나 누른 것도 아니며, 어떤 형상이 있는 것도 아니다. 모든 이름과 말과 자취와 관계를 초월한 본체가 곧 마음이다. 여기서 털끝만한 생각을 움직여도 벌써 어긋나는 것이니, 마치 허공과 같아 끝이 없으며 짐작이나 생각으로 헤아릴 수도 없는 것이다. 이 한 마음이 곧 부처다. 부처와 중생이 다르지 않건만, 중생들은 상을 집착하여 밖을 향해 부처를 찾으면 찾을수록 더욱 멀어진다. 스스로 부처이면서 부처를 찾고 마음을 가지고 마음을 구한다면, 아무리 오랜 세월을 두고 몸이 다하도록 애써도 이루지 못한다. 오직 생각만 쉬면 부처가 스스로 앞에 나타난다는 것을 모르고 있다. 이 마음이 곧 부처이며 부처는 곧 중생이니, 이 마음은 중생이 되었을 때도 줄지 않고 부처가 되었을 때도 늘지 않으며, 육도만행六度萬行과 항하의 모래만큼 많은 공덕이 모두 갖추어져 다시 더 닦거나 보탤 것이 없다.

인연을 만나면 곧 따르고 인연이 없어지면 곧 고요하다. 마음을 믿지 않고 형상에 집착하여 수행하며 공덕을 삼는다면 이런 것은 모두가 망상이요, 도와는 어긋난다. 이 마음은 허공처럼 맑고 깨끗하여 한 점의 모양도 없다. 만약 한 생각이라도 움직인다면 곧 법체法體와는 어긋나며 상에 집착하는 것이니, 형상에 집착한 부처는 없었다. 또한 육도만행을 닦아 성불하고자 한다면 이것은 곧 점차로 부처를 이루려고 하는 것이니 점차로 된 부처도 없다. 한 마음만 깨달으면 다시 더 얻을 아무 법도 없으니 이것이 곧 참 부처이다.

부처와 중생은 마음뿐이요, 조금도 다르지 않다. 마치 허공과 같아서 때 묻힐 수 없고 무너뜨릴 수도 없으며, 해가 온 세상을 비춰 밝음이 천하에 퍼지더라도 허공은 일찍이 밝은 일이 없고, 해가 저물어 어둠이 천하를 덮더라도 허공은 어둡지 않다. 밝고 어둠이 뒤바뀌더라도 허공의 성질은 조금도 변함이 없으니, 부처와 중생의 마음도 또한 이와 같다. 부처를 생각할 때 청정한 광명과 자재한 해탈의 거룩한 모양으로 보고, 중생 보기를 때 묻고 어둡고 생사에 시달리는 혼탁한 것으로 생각한다면, 무량겁을 지내도록 수행해도 끝내 도는 이루지 못한다. 이는 상에 집착해 있기 때문이다. 마음에서는 털끝만한 것이라도 얻을 것이 없으니 마음이 곧 부처인 까닭이다. 요즘 도를 배우는 사람들은 이 마음의 본체는 깨닫지 못하고 마음에서 생각을 일으켜 밖을 향해 부처를 구하며 상에 집착하여 수행하고 있다. 이런 것은 모두가 그릇된 방법이요, 보리도菩提道는 아니다.

무심無心

시방세계의 모든 부처님께 공양하는 것보다 한 사람의 무심도인無心道人에게 공양하는 것이 더 낫다. 무심이란 분별 망상 없는 마음이기 때문이다. 있는 그대로의 본체가 안으로는 목석과 같아 동요함이 없고, 밖으로는 허공과 같아 막힘이 없으며, 주체와 객체도 없고, 방향과 위치도 없고, 모양도 없으며, 얻을 것도 잃을 것도 없다. 수행인이 법에 들어오지 못하는 것은 공空에 떨어져 머물 곳이 없는 것을 두려워하기 때문이다. 수행자가 멀리서 강 건너 기슭만 바라보고는 스스로 물러서서 아는 것을 구하니, 아는 것을 구하는 이는 쇠털과 같이 많고 도를 깨닫는 이는 쇠뿔과 같이 드물다. 오늘날 수행인들이 자기 마음 가운데서 깨닫고자 하지 않고 마음 밖으로 상에 집착하여 대상을 취하니 모두 도와는 어긋난다. 이 마음은 곧 무심의 마음이며 모든 형상을 떠난 것이다. 중생과 부처가 차별이 없으니 무심하기만 하면 곧 구경열반이다. 도를 배우는 사람이 무심하지 않으면 몇 겁을 수행해도 끝내 도는 이루지 못하며 삼승三乘의 수행에 얽혀 해탈을 얻지 못한다.

이 마음을 깨닫는 데도 더디고 빠름이 있다. 이 법을 듣고 한 생각에 무심한 이도 있고 여러 과정을 거쳐서 무심한 이도 있으니, 어느 것이든 마침내는 무심해야만 도를 얻는다. 이 법은 닦거나 증득해서 얻는 것이 아니요, 얻을 것이 없는 것이지만 진실하여 허황하지 않다. 한 생각에 얻은 이나 여러 과정을 거쳐 얻은 이나 그 결과는 같으며 깊고 얕은 차이도 없다.

무심을 모르는 선행이나 악행은 모두 상에 집착한 것이므로 악을 행하여 괴로운 윤회를 받고 선을 행하여 부질없이 수고하니, 모두가 자기의 무심한 마음을 보는 것만 못하다.

본원 청정심本源 淸淨心

법은 마음이므로 마음 밖에 법이 없으며, 이 마음은 곧 법이므로 법 밖에 마음이 없다. 마음은 스스로 무심하여 다시 무심한 것도 없으니, 마음으로 무심코자 한다면 도리어 유심有心이 된다.

이 도리는 모든 사량분별이 끊어졌으므로 언어로 표현할 수 없으며 마음으로 생각할 수도 없다. 이 마음은 본래 청정한 부처이므로 사람마다 다 있다. 미물 중생으로부터 불보살에 이르기까지 본래 한 몸이요 다를 것이 없는데, 망상으로 분별하기 때문에 가지가지로 업을 짓고 과보를 받게 된다. 비록 업을 짓고 과보를 받으나 마음 밖에는 한 물건도 없으니, 텅 비어 일체에 통하며 고요하여 밝고 미묘하고 안락할 뿐이다.

스스로 깨달아 들어가면 그 자리이니 다시 더 한 물건이라도 보태는 것이 아니다. 여기에 이르러 이제까지 지내 온 여러 겁 동안의 많은 수행을 돌이켜보면 모두 꿈속의 헛된 장난임을 알 것이다. 여래께서는, 「내가 무상정각에서 얻은 것이 없으니 만약 얻은 것이 있었다면 연등불께서 내게 수기授記하지 않으셨을 것이다.」하셨으며, 또 말씀하시기를 「이 법이 평등하여 높고 낮음이 없으니 이름하여 무상정각이라 한다.」고 하셨다. 이와 같이 청정한 마음은 중생이나 부처나 두루 평등하여 너와 내가 없이 스스로 밝아 널리 비추고 있다.

이마에 구슬이 박힌 힘센 장사가 자기에게 구슬이 박힌 것을 모르고 밖으로만 두루 찾아다녀도 얻지 못하다가, 지혜 있는 사람이 이마에 박힌 것을 가르쳐 주면 당장에 구슬을 찾는다. 수행인이 자기 본심이 부처임을 알지 못하고 밖을 향해 찾아다니면서 갖가지 공을 닦아 점차로 증하고자 하지만, 만겁을 지나도 도는 이루지 못한다.

목마르기 전에 샘을 파라

그대들이 무명을 철저히 깨뜨리지 않으면 섣달 그믐날을 당해 정신 차리지 못할 것이다. 어떤 사람들은 남이 참선하는 것을 보고 「아직도 저러고 있나?」하고 비웃는다. 내 그런 사람에게 물으리라.

「어느 날 죽음이 닥치면 그대는 어떻게 생사를 해결하겠는가?」

평상시에 힘을 얻어 놓아야 급할 때 다소 힘을 쓸 수 있는데, 목마르기를 기다려 샘을 파는 어리석은 짓을 하지 말라. 죽음이 박두하면 손발을 쓸 수가 없으니, 앞길이 망망하고 어지러워 갈팡질팡할 뿐이다. 평시에 입으로는 선禪을 말하고 도道를 말하며, 부처를 꾸짖고 조사를 욕해 제법 다해 마친 듯하다가 죽음에 이르면 아무 쓸모가 없게 된다. 평시에 남들은 속여 왔지만 이때를 당해 어찌 자기마저 속일 수 있으랴. 권하노니, 육신이 건강할 때 생사를 분명히 해결하라. 생사를 풀기가 어려운 것도 아닌데 정진하려고는 하지 않고 어렵다고만 하니, 진정한 대장부라면 어찌 그럴 수 있겠는가.

화두話頭는 다음과 같이 생각하라. 어떤 스님이 조주스님에게 묻기를 「개도 불성이 있습니까?」 하자 답하기를, 「없다.」 라고 했다. 어째서 없다고 했는지, 없다는 그 뜻을 참구해야 한다. 밤이나 낮이나 가나오나 앉으나 서나 생각생각 끊이지 않고 정신을 차려 참구하라. 날이 가고 해가 지나 정신이 여물어지면 마음 빛이 활짝 열려 부처와 조사의 근본을 깨달아 천하 노화상老和尚의 혀끝에 속지 않고 스스로 큰소리치게 된다. 알고 보면 달마대사가 서쪽에서 왔다는 것도 바람이 없는데 파도를 일으킨 것이요, 부처님이 꽃을 들어 보이신 것도 허물이라 하니, 여기에 이르러서는 일천 성인도 오히려 입을 열지 못하는데 어찌 염라대왕을 말할 것인가.

여기에 신기한 도리가 있다고 생각하는가? 그런 생각하지 말라. 마음 있는 사람을 두려워한다.

참선에 대한 경책

못 깨치더라도 다른 길 찾지 말라 (中峰示衆)

선사 고봉화상은 항상 학인에게 이와 같이 말씀하셨다.

「오직 화두를 마음속 깊이 간직하고 다닐 때도 참구하고 앉을 때도 참구하라. 깊이 참구하여 힘이 미치지 못하고 생각이 머무를 수 없는 곳에 이르러 문득 무명에서 벗어나면 성불한 지 이미 오래임을 알 것이다.」

참선하여 깨치지 못하더라도 다른 방법을 찾지 말라. 오직 마음이 인연에 이끌리지 않도록 할 것이며 모든 망념을 쉬며 화두를 들고 앉으라. 목숨을 떼어놓고 용맹스럽게 정진한다면 백 번 죽더라도 상관 말라. 만약 철저히 깨치지 못했거든 쉬지 말라. 이런 결심만 있으면 큰일을 마치지 못할까 걱정할 것 없다.

병중 공부는 용맹정진도 필요 없고 눈을 부릅뜨고 억지힘을 쓸 것도 없다. 다만 마음을 목석과 같게 하고 뜻을 불 꺼진 재와 같이 하며, 꼭두각시 같은 이 몸을 세계 밖으로 던져 버려라. 누가 와서 돌보아 주거나 말거나, 백 살을 산다 할지라도, 죽어 숙세의 업에 끌려 지옥에 떨어져도 그만이라고 생각하라. 어떤 환경에도 흔들림이 없이 간절하게 아무 맛도 없는 화두를 가지고 병석에 누운 채 묵묵히 참구하고 놓지 말라.

장서방이 마시고 이서방이 취하는 도리(般若示衆)

3년, 5년을 정진해도 힘을 못 얻으면 참구해 오던 화두를 내 버리는 일이 있는데 이것은 길을 가다가 중도에서 그만두는 것과 같다. 이제까지 쌓은 허다한 공부가 참으로 아깝다. 뜻이 있는 자면 산수 좋고 조용한 산사에서 맹세코 삼년만 문을 나서지 말아 보아라. 반드시 열릴 날이 있을 것이다.

어떤 사람은 공부하다가 마음이 좀 맑아져 약간의 경계가 나타나면 게송偈頌을 읊으며 스스로 큰일을 다 마친 사람이라 자처하고 혓바닥이나 즐겨 놀리다가 일생을 그르치고 만다. 세 치 혓바닥의 기운이 다하면 무엇으로써 감당할 것인가. 생사를 벗어나려면 정진은 참다워야 하고 깨침은 실다워야 한다.

화두가 끊임이 없고 몸이 있는 줄도 알지 못하면, 나라는 집착은 없어졌으나 법에 대한 집착은 없어지지 않은 것이다. 몸을 잊고 있다가 다시 몸을 생각하게 되면, 꿈속에서 만길 낭떠러지로 미끄러져 떨어질 때 살려고 발버둥 치다가 마침내 깨어나는 것과 같이, 이 경지에 이르거든 오로지 화두만을 단단히 들고 가라. 화두를 따라 일체를 잊어버리면 주관인 나와 객관인 법이 모두 없어질 것이다.

불 꺼진 재에서 콩이 튀어야 비로소 장서방이 마시고 이서방이 취하는 도리를 알게 될 것이다. 바로 이때 반야문하般若門下에 와서 방망이를 맞도록 하라.

보고 듣는 놈은 어디에 있는가 (楚石示衆)

어떤 사람은 입만 열면 나는 선객이라고 한다. 그러다가 「어떤 것이 선인가?」 하고 물으면 어름어름하다가 마침내 입을 다물고 마니, 이 어찌 딱한 일이 아니랴. 버젓하게 불조佛祖의 밥을 얻어 먹고 본분의 일을 알지 못하면서 세속 지식을 가지고 이러쿵저러쿵 떠들며 부끄러운 줄을 모른다. 또 어떤 자는 부모에게서 낳기 전 본래면목은 찾으려 하지 않고, 두툼한 방석 위에 앉아 부질없이 품팔이 방아나 찧으면서 복이 되기를 바라며 업장을 참회한다 하니, 도하고는 참으로 십만 팔천 리이다.

어떤 사람은 마음을 한곳으로 굳히고 생각을 거두어 사물을 보고 공空으로 돌리며 생각이 일어나면 곧 눌러 막는다. 이런 견해는 공에 떨어진 외도이며 혼이 돌아오지 않는 산송장이다. 어떤 사람은 망령되이 성내고 기뻐하면서 보고 듣는 사물로써 명백히 알아 마친 것을 삼고 일생 공부를 다 마쳤다 하니, 내 잠깐 그런 사람에게 묻겠다.

「문득 성내고 기뻐하고 보고 듣는 놈은 어느 곳에 있는가?」

조용한 환경에 탐착하지 말라 (博山禪警語)

참선하는 데는 무엇보다 고요한 환경에 탐착하지 말아야 한다. 고요한 환경에 빠지게 되면 생기가 없고 고요한데 주저앉아 깨치지 못하게 된다. 대개는 시끄러운 환경은 싫어하고 고요한 환경을 좋아한다. 수행자가 항상 시끄럽고 번거로운 곳에서 지내다가 한번 고요한 환경을 만나면 마치 꿀이나 엿을 먹는 것과 같이 탐착하게 되니 이것이 오래 가면 스스로 곤하고 졸음에 취해 잠자기만 좋아하니 어찌 깨치기를 바라랴. 공부하는 자는 머리를 들어도 하늘을 보지 못하고 머리를 숙여도 땅을 보지 못하며, 산을 보아도 산이 아니요, 물을 보아도 물이 아니다. 가도 가는 줄 모르고 앉아도 앉은 줄 모르며, 천 사람 만 사람 가운데 있어도 한 사람도 보지 못해야 한다. 몸과 마음이 오로지 한 개의 의심뿐이니 의심을 부수지 않고는 쉬지 말아야 한다.

고양이 쥐 잡듯이

참선할 때는 죽기를 두려워 말고 살기도 바라지 말며, 살기만 하고 죽지 못할까 걱정해야 한다. 진실로 의심과 더불어 한곳에 매여 있으면 거친 환경은 쫓지 않아도 스스로 물러갈 것이요, 망령된 마음은 맑히지 않아도 스스로 맑아질 것이다. 육근六根의 문이 자연히 열리고 넓어져 손만 들면 잡히고 부르면 대답하는데 어찌 살지 못할 것을 걱정할 것인가.

화두를 들 때는 화두가 뚜렷하고 분명해야 하며 고양이가 쥐를 잡을 때와 같이 해야 한다. 그렇지 않으면 귀신 굴에 주저앉아 혼침하여 일생을 허송하게 될 것이니 무슨 이익이 있겠는가. 고양이가 쥐를 잡을 때는 두 눈을 부릅뜨고 네 다리를 버티고, 쥐를 잡아먹을 것만을 생각하며 곁에 닭이나 개가 있더라도 눈 한 번 팔지 않는다. 참선하는 사람도 이와 같이 이 도리를 밝히고야 말겠다 하고, 어떠한 역경이 닥쳐오더라도 한 생각도 움직이지 말라. 만약 조금이라도 딴 생각을 일으키면 쥐만 놓칠 뿐 아니라 고양이 새끼마저 놓치게 된다.

문자나 말에 팔리지 말라

참선할 때 조사의 공안을 생각으로 헤아리지 말라. 설사 해석하여 하나하나 알았다 하더라도 본분과는 아무 상관이 없다. 조사의 말 한마디 글 한 구절은 큰 불무더기와 같아, 가까이 갈 수도 만질 수도 없는 것인데 어찌 그 가운데 앉고 누울 수 있으랴. 부질없이 주저앉아 크고 작은 것을 따지고 좋고 나쁜 것을 가린다면 목숨을 잃지 않는 사람이 없을 것이다.

참선하는 사람은 문자를 찾거나 신기한 말에 팔리지 말라. 이런 것들은 이익이 없을 뿐만 아니라 공부에 장애가 되고 망상이 된다. 생각의 길이 끊어진 곳을 얻으려 하면서 말꼬리나 더듬는다면 아무것도 되지 않는다. 공부할 때 화두를 진실하게 참구하며 깨뜨리지 말라. 다른 것과 비교하여 헤아리며 알고자하는 것을 가장 꺼린다. 마음에 망상이 있으면 도道와는 더욱더 멀어진다. 망상으로 정진한다면 미래불이 출현할 때까지 정진할지라도 소득이 없다. 참으로 의심이 일어난 자라면 은산철벽銀山鐵壁에서 오로지 살길을 찾으려고 애쓰는 것과 같다. 만약 살아난 길을 찾지 못하면 어찌 편안하게 앉아 있겠는가. 참선하는 사람이 이와 같이 정진한다면 어느덧 시절이 다가와 스스로 깨칠 것이다.

간절한 마음으로 정진하라

참선하는 데에 가장 요긴한 것은 간절한 마음이니 간절해야만 힘이 된다. 간절하지 않으면 게으른 생각이 나고 게으른 생각이 나면 방일하여 그르치게 된다. 간절하게 마음을 쓰면 방일이나 게으름이 생길 수 없다. 간절한 생각만 잊지 않으면 조사의 경지에 이르지 못할까 근심하거나 생사를 깨뜨리지 못할까 걱정할 것 없다. 이 간절한 생각은 선악의 허물을 뛰어넘고, 화두가 간절하면 망상도 졸음도 없다.

깨치기를 기다리면 깨치지 못한다

참선하는데 깨치기를 기다려서는 안된다. 어떤 사람이 집에 간다면서 도중에 앉아 가지 않고 집에 도착하기를 기다린다면 그는 나그네 신세가 될 뿐, 집을 향해 가야 집에 이를 것이다. 이와 같이 마음으로 깨닫기만을 기다린다면 깨치지 못한다. 오로지 화두를 잡아 정진할 뿐 깨치기를 기다려서는 안된다.

정진에 진취가 없다고 걱정할 것 없다. 진취가 없거든 더욱 힘쓰는 이것이 공부다. 정진이 안된다 해서 머뭇거린다면 백겁 천생을 기다린다 해도 누가 어떻게 해 줄 것인가. 의심이 일거든 놓지 않는 것이 정진이다 「생사」 두 글자를 이마에 붙인 듯 생각하고 범에게 쫓기듯이 정진하라. 범에게 쫓기게 되어 안전한 곳에 피신하지 못하면 잡아먹히고 말 것이니, 어찌 다리가 아프다고 도중에서 쉴 수 있으랴.

화두로 병을 물리치다 (蒙山法語)

내 나이 스물에 공부를 시작하여 서른둘에 이르도록 열여덟 분의 장로長老를 찾아가 법문을 듣고 정진했으나 확실한 뜻을 알지 못했었다. 후에 완산장로를 뵈오니 무無 자를 참구하라 하시며 이렇게 말씀하셨다.

「스물네 시간동안 생생한 정신으로 정진하되, 고양이가 쥐를 잡을 때와 같이하고 닭이 알을 품은 듯이 하라. 투철히 깨치지 못했으면 쥐가 나무 궤를 뚫듯이 화두를 바꾸지 말고 꾸준히 정진하라. 이와 같이 하면 반드시 깨달음의 시절 인연이 있을 것이다.」

그로부터 밤낮을 가리지 않고 부지런히 참구하였더니 18일이 지나서 한 번은 차를 마시다가 문득 부처님이 꽃을 들어 보이심에 가섭 존자가 미소한 도리를 깨치고 환희를 이기지 못하고 서너 명의 장로를 찾아 결택決澤을 구했으나 아무도 말씀이 없더니, 어떤 스님이 말하기를, 「해인삼매海印三昧로 일관하고 다른 것은 모두 상관하지 말라.」 하시기에 이 말을 믿고 두 해를 보냈다.

경정景定 5년 유월에 사천 중경에서 극심한 이질병에 걸려 죽을 지경에 이르러 의지할 힘도 없고 해인삼매도 소용없었다. 종전에 좀 알았다는 것도 쓸데가 없으며 입도 달싹할 수가 없고, 손도 꼼짝할 수 없으니 남은 길은 죽음뿐이었다. 업연의 경계가 일시에 나타나 두렵고 떨려 갈팡질팡할 뿐 어찌할 도리가 없고 온갖 고통이 한꺼번에 닥쳐왔다. 그때 억지로 정신을 가다듬어 가족에게 후사를 말하고 향로를 차려 놓고 좌복을 높이 고이고 간신히 일어나 좌정하고 삼보와 천신에게 빌었다.

「이제까지 착하지 못한 짓을 진심으로 참회합니다. 바라건대 이 몸의 수명이 다하였거든 지혜의 힘을 입어 바른 생각대로 태어나 일찍 출가하여지이다. 혹 병이 낫게 되거든 곧 출가하여 크게 깨쳐서 널리 후학을 제도케 하여지이다.」

이와 같이 하고 무無 자를 들어 마음을 돌이켜 스스로를 비추고 있으니 얼마 아니하여 배가 서너 번 꿈틀거렸다. 그대로 두었더니 또 얼마 있다가는 눈꺼풀이 움직이지 않으며, 또 얼마 있다가는 몸이 없는 듯 보이지 않고 오직 화두만이 끊이지 않았다. 밤 늦게서야 자리에서 일어나니 병이 반은 물러간 듯 했다. 다시 앉아 삼경 시점에 이르니 병이 씻은 듯이 없어지고 심신이 평안하여 가볍게 되었다.

물에 비친 달처럼

8월에 강릉으로 가서 삭발하고 1년 동안 있다가 행각에 나섰다. 도중에 밥을 짓다가 생각하기를, 공부는 단숨에 마칠 것이지 끊으락 이으락 해서는 안되겠다 하고, 황룡에 이르러 토굴로 들어가서 첫 번째 졸음이 닥쳐왔을 때는 자리에 앉은 채 정신을 바짝 차려 힘 안들이고 물리쳤고, 다음에도 그와 같이 하여 물리쳤다. 세 번째 졸음이 심하게 닥쳐왔을 때는 자리에서 내려와 부처님 전에 예배하여 쫓아 버리고 다시 자리로 돌아와 앉았다.

이미 방법을 얻었으므로 그때그때 방편을 써서 졸음을 물리치며 정진했다. 처음에는 목침을 베고 잠깐 잤고 뒤에는 팔을 베었고 나중에는 아주 눕지를 않았다. 이렇게 2~3일이 지나니 밤이고 낮이고 심히 피곤했다. 한 번은 발밑이 땅에 닿지 않고 공중에 둥둥 뜬 듯하더니, 홀연 눈앞의 검은 구름이 활짝 걷히는 듯하고 금방 목욕탕에서라도 나온 듯 심신이 상쾌하였다. 마음에는 화두에 대한 의심이 더욱더 성하여 힘들이지 않아도 순일하게 지속되었다. 모든 바깥 경계의 소리나 빛깔이나 오욕이 들어오지 못해 청정하기가 마치 은쟁반에 흰 눈을 담은 듯하고 청명한 가을 공기 같았다.

그때를 돌이켜 생각하니 정진의 경지는 좋으나 결택할 길이 없었다. 자리에서 일어나 승천의 고섬 화상에게 갔다가 다시 선실에 돌아와 스스로 맹세하기를, 「확연히 깨치지 못하면 결코 자리에서 일어나지 않으리라.」 하고 정진하였더니 달포 만에 다시 정진이 복구되었다. 그 당시 온몸에 부스럼이 났는데도 불구하고 목숨을 떼어 놓은 맹렬한 정진 끝에 힘을 얻었었다.

재에 참례하려고 절에서 나와 화두를 들고 가다가 재가齋家를 지나치는 것도 알지 못했다. 이렇게 하여 다시 동중공부動中工夫를 쌓으니, 이때 경지는 물에 비친 달과도 같아 급한 여울이나 거센 물결 속에 부딪혀도 흩어지지 않으며 놓아 지내도 잊혀 지지 않는 활발한 경지였다.

파도가 곧 물이로다

3월 초엿새 좌선 중에 바로 무無 자를 들고 있는데, 어떤 수좌가 선실에 들어와 향을 사르다가 향합을 건드려 소리가 났다. 이 소리를 듣고 「와!」 하고 외마디 소리를 치니, 드디어 자기 면목을 깨달아 마침내 조주를 깨뜨렸던 것이다. 그때 게송을 지었다.

> 어느덧 갈 길 다 마쳤네.
> 밟아 뒤집으니 파도가 물이로다.
> 천하를 뛰어넘는 늙은 조주여
> 그대 면목 이것뿐인가.

그해 가을 임안臨安에서 설암雪巖·퇴경退耕·석범石帆·허주虛府 등 여러 장로를 뵈었다. 허주 장로가 완산皖山 장로께 가 뵙기를 권하시어 완산 장로를 찾아뵈었다. 그때 장로가 묻기를 「광명이 고요히 비춰 온 법계에 두루 했네.」라고 한 게송은 장졸 수재張拙秀才가 지은 것이 아니냐고 하시는데, 내가 답하려 하자 벽력같은 할喝로 쫓아내셨다.

이때부터 앉으나 서나 음식을 먹으나 아무 생각이 없더니 여섯 달이 지난 다음해 봄, 하루는 성 밖에서 돌아오는 길에 돌층계를 올라가다가 가슴속에 뭉쳤던 의심덩어리가 눈 녹듯 풀리니, 이 몸이 길을 걷고 있는 줄도 알지 못했다. 곧 완산 장로를 찾았다. 또 먼젓번 말을 하시는 것을 말이 채 끝나기도 전에 선상禪床을

들어 엎었고 다시 종전부터 극히 까다로운 공안公案을 들어 대시
는 것을 거침없이 알았다.

참선은 모름지기 자세히 해야 한다, 산승이 중경에서 병들지
않았던들 평생을 헛되이 마쳤을 것이다. 참선에 요긴한 일을 말
한다면, 먼저 바른 지견知見을 가진 사람을 만나는 일이다, 그러
므로 옛 사람들은 조석으로 찾아가 심신을 결택하고, 쉬지 않고
간절히 이 일을 점검하였던 것이다.

육조의 법문 –「육조단경六祖壇經」

반야般若

보리와 반야의 성품은 사람마다 본래 가지고 있지만, 마음이
어두워 스스로 깨닫지 못하므로 선지식의 가르침을 받아 자성을
보아야 한다. 어리석은 사람이나 지혜로운 사람의 불성은 본래
차별이 없으나 다만 막히고 트임이 같지 않으므로 어리석음과 지
혜로움이 있게 된다. 내 이제 마하반야바라밀을 말해 그대들에게
각기 지혜를 얻게 할 것이니 정신 차려 들어라.

세상 사람들이 입으로는 반야를 말하면서도 자성 반야는 알지
못하니, 먹는 이야기를 아무리 해도 배부를 수 없는 것과 같다.
입으로만 공을 말한다면 만겁을 지나더라도 견성할 수 없다.

마하반야바라밀은 「큰 지혜로 피안에 이른다.」는 뜻이다. 이것

은 마음으로 행할 것이요, 입으로 말하는 데 있지 않다. 입으로만 외우고 마음으로 행하지 않는다면 허깨비와 같이 허망한 것이다. 입으로 외우고 마음으로 행한다면 마음과 입이 서로 응하는 것이다. 본 성품이 부처요, 성품을 떠나서는 부처가 없다.

마하란 크다는 뜻이니, 마음의 광대함이 허공과 같이 끝이 없다는 말이다. 모나거나 둥글지도 않으며, 크거나 작지도 않다. 또한 푸르고 누르고 붉고 흰 빛깔과 관계없으며, 위아래와 길고 짧음도 없고 성내고 기뻐할 것도 없으며, 옳고 그름과 선하고 악함도 없다. 머리도 꼬리도 없는 것이어서 모든 부처님의 세계가 다 허공과 같다. 사람들의 미묘한 성품이 본래 공해서 한 법도 얻을 것이 없으므로, 자성의 진공眞空도 허공 같은 것이다.

그러나 이 말을 듣고 공에 걸리지 말라. 만약 아무 생각도 없이 멍청히 앉아만 있으면 곧 무기공無記空에 떨어진다. 허공은 모든 것을 포함하는 것이므로 해와 달과 별, 산과 물과 풀과 나무, 악인과 선인과 천당과 지옥, 그리고 큰 바다와 강도 다 이 허공 안에 있다. 사람들의 성품이 공한 것도 이와 같다.

자성이 모든 법을 포함하기 때문에 크다고 하는 것이다. 만법은 사람들의 성품 속에 있다. 만약 남의 선악을 보더라도 취하고 버리는 분별이 없이 거기 물들지 않으면 마음이 허공과 같을 것이다. 이것이 큰 것이다. 어리석은 사람은 입으로만 말하지만 지혜로운 사람은 마음으로 행한다. 어리석은 사람이 마음을 비우고 아무 생각도 없이 고요히 앉아 스스로 크다고 일컫는다면, 이런 사람과 말할 것이 못된다. 그는 그릇된 소견을 가지고 있기 때문이다.

마음은 넓고 커서 법계에 두루해 있다. 쓰면 아주 분명하고, 응용에 따라 일체를 알아서 일체가 곧 하나요 하나가 곧 일체이며, 가고 옴에 자유로워 마음에 걸림이 없으니 이것이 곧 반야다. 모든 반야의 지혜가 자성으로부터 나온 것이며 밖에서 들어온 것이 아니다. 마음을 쓸 때 잘못이 없으면 진성眞性의 자용自用이다. 하나가 참될 때 모든 것이 참된 것이다.

반야는 지혜이니 언제 어디서나 생각 생각이 어리석지 않아, 항상 지혜롭게 행동하면 이것이 곧 반야행이다. 한 생각 어리석으면 반야가 끊어지고 한 생각 슬기로우면 반야가 일어난다.

사람들이 우치해서 반야를 보지 못하고 입으로만 곧잘 말하는데 마음은 노상 어리석다. 반야는 형상이 없으니 슬기로운 마음이 반야다.

바라밀은 피안에 이른다는 말로써 생멸을 떠난다는 뜻이다. 대상에 집착하면 생멸이 일어나 물에 있는 물결과 같으니 이것이 차안此岸이요, 대상에 걸림이 없으면 생멸이 없어 물이 자유롭게 흐르는 것과 같으니 이것이 피안彼岸이다. 그러므로 범부가 곧 부처이며, 번뇌가 곧 보리다. 앞생각이 어두웠을 때는 범부였지만, 뒷생각이 깨달으면 부처다. 앞생각이 대상에 집착했을 때는 번뇌이지만, 뒷생각이 대상을 떠나면 곧 보리인 것이다. 마하반야바라밀은 가장 높고 가장 귀해 으뜸가는 경지이다. 가는 것도 오는 것도 아니고 또한 머무는 것도 아니지만, 삼세의 모든 부처님이 여기서 오신 것이다.

정혜定慧

내 법문은 정혜로써 근본을 삼으니 정과 혜가 다르다 하지 말아라. 정과 혜는 하나요, 둘이 아니다. 정은 혜의 본체요, 혜는 정의 작용이다. 곧 혜 안에 정이 있고 정 안에 혜가 있는 것이니, 만약 이 뜻을 알면 정과 혜를 함께 배운다. 도를 배우는 사람들은 정이 있고 혜가 나온다거나, 혜가 있는 뒤에 정이 나온다하여 서로 다르다고 생각하지 말라. 이런 소견을 가지는 자는 법에 두 모양을 두는 것이니 입으로는 착한 말을 하면서 마음은 착하지 않은 것이다.

스스로 깨달아 닦아 나감에는 말다툼이 있을 수 없다. 만약 앞뒤를 다툰다면 곧 어리석은 사람과 같으므로 승부가 끝이 없어, 도리어 나와 법만 늘어서 사상四相을 버리지 못할 것이다.

정과 혜는 등과 불빛과 같다. 등이 있으면 불빛이 있고, 등이 없으면 불빛이 없다. 등은 불빛의 본체이고 불빛은 등의 작용이므로 등과 불빛의 이름은 다르나 본체는 하나이듯이 정과 혜도 그와 같다.

일행삼매一行三昧

일행삼매란 가고 오고 앉고 눕고 간에 항상 곧은 마음을 쓰는 일이므로, 유마경에 말씀하시기를 「곧은 마음이 도량이며 곧은 마음이 정토다.」라고 한 것이다. 마음으로는 아첨하고 굽은 짓을 하면서 입으로는 곧은 체하거나 입으로는 일행삼매를 말하면서 마음은 아첨하지 말라. 곧은 마음으로 행하여 모든 것에 걸리지 말라. 어리석은 자는 법에 집착하여, 일행삼매는 가만히 앉아 마음을 일으키지 않는 것이라고 한다. 이는 무정無情과 같아서 도를 막는 인연이 된다.

도는 통하여 흐르게 해야 하는데 어찌 막히게 할 것인가. 마음이 무엇에도 걸리지 않으면 도가 통해 흐른다. 마음이 무엇에 걸린다면 이것은 스스로 얽히는 일이다. 앉아서 움직이지 않는 것을 옳다고 한다면, 저 사리존자가 숲속에 가만히 앉아 있다가 유마힐에게 꾸중을 들은 것과 같다.

어떤 사람은 「앉아서 고요히 마음을 관해 마음이 일어나지 않게 하면 이것이 공空이 된다.」고 가르친다. 이것은 어리석은 사람이 공에 집착해 전도된 말이다. 이런 사람들이 적지 않으니, 이와 같은 상은 크게 잘못된 것임을 알아야 한다.

무념 · 무상 · 무주 無念·無相·無住

본래 바른 가르침에는 돈오문과 점수문이 없다. 사람의 바탕에 총명하고 우둔함이 있어 우둔한 사람은 차츰 닦아가고 총명한 사람은 단박 깨닫는다. 그러나 본심을 알고 본성을 보면 차별이 없으므로 돈이니 점이니 하는 것은 거짓 이름을 붙인 것이다.

이 법문은 위로부터 내려오면서 무념無念으로 종宗을 삼고, 무상無相으로 체體를 삼고, 무주無住로 본本을 삼았다. 무상이란 상에서 상을 떠남이요, 무념이란 염에서 염이 없음이요, 무주란 사람의 본성이 선하거나 악하거나 밉거나 원수거나 말을 주고받거나 좋지 못한 수작을 걸어오더라도 모두 다 헛것으로 돌려 대들거나 해칠 것을 생각하지 않는 것이다.

생각과 생각 사이에 지난 경계를 생각하지 말라. 만약 지난 생각과 지금 생각과 뒷생각이 끊어지지 않으면 이것이 얽매임이요, 모든 존재에 생각이 머물지 않으면 얽매임이 없는 것이니, 이것이 무주로써 근본을 삼음이다. 밖으로 모든 상을 떠나면 이것이 무상이니, 상에서 떠나면 법체가 청정하므로 무상으로 체를 삼은 것이다. 모든 대상에 마음이 물들지 않으면 무념이니 생각에 모든 대상을 떠나서 대상에 마음을 내지 말라.

만약 아무것도 생각하지 않고 모든 생각을 없애 버리면, 한 생각 끊어지면서 곧 죽어 딴 곳에 태어나는 것이니 큰 착오이므로 배우는 사람은 명심하라. 만약 법의 뜻을 알지 못하면 자기만 잘못되지 않고 남까지도 잘못되게 한다. 자기가 어두워서 보지 못하는 자가 부처님 말씀을 비방까지 한다. 그러므로 무념을 세워서 종宗을 삼은 것이다. 무념으로 종을 삼는 이유는 어두운 사람이 입으로만 견성했다 하면서 대상에 생각을 두고 생각 위에 삿된 소견을 일으켜 지저분한 망상을 낸다. 자성은 본래 한 법도 얻을 것이 없는데, 얻은 것이 있다하여 망령되이 화복을 말하면 이것이 지저분한 삿된 소견이므로 이 법문은 무념을 세워서 종을 삼은 것이다.

무無란 무엇을 없앰이며, 염念이란 무엇을 생각함인가. 무란 두 가지 모양이 없고 쓸데없는 망상이 없는 것이며, 염이란 진여의 본 성품을 생각함이다. 진여란 염의 본체이며 염은 진여의 작용이므로, 진여의 자성이 생각을 일으키는 것이요, 눈·귀·코·혀가 생각하는 것이 아니며 진여에 성품이 있으므로 생각이 일어나는 것이다. 진여가 없다면 눈과 귀와 소리와 물질이 곧 없어진다.

진여의 자성에서 생각을 일으키면 육근이 보고 듣고 깨닫고 알더라도 모든 대상에 물들지 않고 참 성품이 항상 자재하므로, 유마경에 이르기를 「모든 법과 상을 분별하되 진여의 성품에서는 움직임이 없다.」고 한 것이다.

좌선과 선정

좌선坐禪은 원래 마음에 집착함도 아니요, 청정에 집착함도 아니며 움직이지 않음도 아니다. 만약 마음에 집착하는 것이라면 마음이 본래 망령된 것이므로 환幻과 같아 잡을 데가 없다. 청정에 집착하는 것이라면 사람의 성품이 본래 청정한 것인데 망념 때문에 진여가 묻힌 것이니, 망념만 없으면 성품이 저절로 청정한 것이므로 마음을 일으켜 청정하게 한다 함은 도리어 청정한 망념을 내는 것이 된다. 망념이란 처소가 없으니 집착하는 것이 곧 망념이며, 청정은 형상이 없으니 조촐한 티를 내어 공부한다 함은 도리어 조촐한데 얽매여 제 본성을 막는 일이 된다.

만약 움직이지 않음을 닦고자 한다면 모든 사람들을 대할 때 남의 시비와 선악과 허물을 보지 않으면 이것이 자성이 움직이지 않음이다. 어리석은 사람들은 몸은 비록 움직이지 않으나 입을 열면 곧 남의 시비장단과 좋고 나쁨을 말하게 되고 이것은 도를 등지는 짓이니, 마음을 고집하거나 청정을 고집하면 도에 막히게 된다.

어떤 것을 좌선이라 하는가? 법문 중에 걸리고 막힘이 없어서 밖으로 일체 선악의 환경에 마음과 생각이 일어나지 않은 것을 좌라 하고, 안으로 자성을 보아 움직이지 않는 것을 선이라 한다. 무엇을 선정禪定이라 하는가? 밖으로 상을 떠남이 선이며, 안으로 어지럽지 않음이 정이다. 밖으로 상을 떠나면 마음도 따라서 고요해진다. 본 성품은 저절로 청정하며 스스로 안정한 것이지만, 대상만을 보고 대상을 생각하므로 어지럽게 된다. 모든 대상을 보되 마음이 고요하면 이것이 참된 정이요, 밖으로 상을 떠나면 곧 선이니, 외선外禪과 내정內定이 선정이다.

보살계경에 이르기를, 「내 본 성품이 본래 청정하다.」 하였으니, 생각 생각마다 본성의 청정함을 보아 스스로 닦고 행하여 불도를 이루도록 해야 한다.

오분 법신향五分 法身香

이 일은 자성 가운데서 일어나는 것이니, 어느 때든지 순간순간 마음을 밝혀 스스로 닦고 스스로 행하며 자기의 법신을 보고 자기 마음의 부처를 보아 스스로 건지고 스스로 조심할 것이다.

먼저 자성의 오분 법신향이란 무엇인가? 첫째 계향(戒香)이니, 자기 마음속에 그릇됨과 악독함과 질투와 탐욕과 성냄이 없는 것을 말한다. 둘째 정향定香이니, 크고 작은 선악의 환경을 보더라도 마음이 어지럽지 않음이다. 셋째 혜향慧香이니, 자기 마음에 거리낌이 없이 항상 지혜로써 제 성품을 비춰 보고, 악한 일을 하지 않고 착한 일을 할지라도 자랑스런 마음이 없으며, 손위를 공경하고 손아래를 생각하며 외롭고 가난한 이를 가없이 여김이다. 넷째 해탈향解脫香이니, 마음에 반연함이 없어 선도 생각하지 않고 악도 생각하지 않으며 자유자재하여 거리낌이 없음이다. 다섯째 해탈지견향解脫知見香이다. 마음은 선악에 거리낌이 없더라도 공에 빠져 고요함만을 지키면 옳지 않으므로 널리 배우고 많이 들어 자기 본심을 알고 부처의 이치를 통달하면 사물을 대할지라도 나와 남이 없는 지혜의 참 성품에 이른다. 이와 같은 향은 저마다 자기 안에서 피울 것이요, 밖에서 찾지 말라.

무상참회 無相懺悔

이제 너희들에게 무상참회를 주어 삼세의 죄를 없애고 몸과 말과 생각의 세 가지 업을 청정하게 할 것이니 이와 같이 외워라.

「제가 순간순간마다 미련하고 어리석은 데에 빠지지 않게 하소서. 예전부터 지어 온 나쁜 짓과 미련한 죄를 모두 참회하오니 단번에 소멸하여 다시는 일어나지 않게 하소서. 제가 순간순간마다 교만하고 진실치 못한 데에 물들지 않게 하소서. 예전부터 지어 온 나쁜 짓과 교만하고 진실치 못한 죄를 모두 참회하오니 모두 소멸하여 다시는 일어나지 않게 하소서. 제가 순간순간마다 질투에 물들지 않게 하소서. 예전부터 지어 온 나쁜 짓과 질투한 죄를 모두 참회하오니 단번에 소멸하여 다시는 일어나지 않게 하소서.」

이것이 무상참회다. 참회란 무엇인가? 참懺이란 지나간 허물을 뉘우침이니, 전에 지은 악업인 어리석고 교만하고 허황하고 시기 질투한 죄를 다 뉘우쳐 다시는 더 일어나지 않도록 하는 것이다. 회悔란 이 다음에 오기 쉬운 허물의 죄를 미리 깨닫고 아주 끊어 다시는 짓지 않겠다는 결심이다. 범부들은 어리석어 지나간 허물은 뉘우칠 줄 알면서도 앞으로 있을 허물은 조심할 줄 모른다. 그러기 때문에 지나간 죄도 없어지지 않고 새로운 허물이 잇달아 생기게 되니, 이것을 어찌 참회라 하겠는가.

사홍서원 四弘誓願

참회하였으니, 이제는 사홍서원을 세워야 한다.

「중생이 끝없어도 모두 건지오리다. 번뇌가 다함없어도 모두 끊으오리다. 법문이 한없어도 모두 배우오리다. 불도가 위없어도 모두 이루오리다.」

중생을 건진다 함은 내가 그대들을 건진다는 것만이 아니라 마음속의 중생, 즉 삿되고 어두운 생각, 망령되고 진실하지 못한 생각, 착하지 못한 생각, 질투하는 생각, 악독한 생각, 이와 같은 생각이 모두 중생인 것이다. 저마다 자기의 삿된 마음을 건지는 이 것이 참으로 건짐이다.

어떻게 해야 자기 마음을 건질 수 있을까. 자기 마음속의 그릇된 소견과 번뇌와 무지를 바른 견해로써 건진다. 바른 견해는 지혜로 하여금 어리석음을 제거하도록 건지는 것이다. 그릇됨이 오면 올바름으로, 미혹함이 오면 깨달음으로, 어리석음이 오면 지혜로, 악이 오면 선으로 건지는 이것이 참으로 건짐이다. 번뇌를 끊는다 함은 자성의 지혜로 허망한 생각을 없앤다는 것이요, 법문을 배운다 함은 스스로 성품을 보아 항상 바른 법을 행하는 것이다. 불도를 이룬다 함은 마음을 낮추어 참되고 바르게 행동하며, 미혹도 버리고 깨달음에서도 떠나 지혜를 내며, 참된 것도 없애고 망령된 것도 없애고, 불성佛性을 보면 곧 불도를 이루는 것이다.

삼귀의三歸依

네 가지 큰 서원을 세운 자는 불·법·승의 자성 삼보自性三寶에 귀의하여라. 불이란 깨달음이요, 법이란 올바름이며 승이란 청정함이다. 마음이 깨달음에 귀의하여 그릇되고 어두운 것을 내지 않고, 욕심을 적게 하고 만족하게 생각하여 재물과 색을 떠나면 양족존兩足尊이다.

마음이 올바름에 귀의하여 그릇된 소견이 없으면, 남과 나를 따지는 일도 탐욕과 애욕에 빠지는 일도 없을 것이니 이것이 이

욕존離欲尊이다.

마음이 청정에 귀의하면 온갖 분별심과 애욕에 물들지 않을 것이니 이것이 중중존衆中尊이다.

이와 같이 수행하는 것이 귀의하는 것인데, 범부들은 참뜻을 알지 못하고 밤낮으로 삼귀의 계를 받는다고 한다. 만약 부처에게 귀의한다면 그 부처는 어디에 있는가. 부처를 보지 못한다. 무엇에 의지할 것인가. 그러니 귀의한다는 말이 우습지 아니한가.

그러므로 자신의 부처에게 귀의하지 않으면 의지할 곳이 없다. 이제 스스로 깨달았다면 저마다 제 마음의 삼보에 귀의하여라. 안으로 심성을 고르게 하고 밖으로 남을 공경하는 것이 귀의함이다.

마음이 밝아야 경을 알 수 있다

법달은 홍주 사람인데, 일곱 살에 출가하여 항상 법화경을 읽었다. 어느 날 조사祖師에게 법달이 찾아와서 절하는데 머리가 땅에 닿지 않았다. 조사가 꾸짖어 말했다.

「그렇게 머리 숙이기가 싫으면 무엇 하러 절을 하느냐. 네 마음 속에 무엇이 하나 들어 있는 모양인데 무엇을 익혀 왔느냐?」

「법화경을 외우기 삼천 독에 이르렀습니다.」

「네가 만 독을 하여 경의 뜻을 통했다 할지라도 그것을 자랑으로 여긴다면 도리어 허물이 된다는 걸 모르는구나. 내 게송을 들어보아라.

절이란 본래 아만을 꺾자는 것
어째서 머리가 땅에 닿지 않는가?
나라는 게 있으면 허물이 생기고
공덕 잊으면 복이 한량없는 것을.」

조사가 다시 말했다.
「네 이름이 무어냐?」
「법달法達이라 합니다.」
「네 이름이 법달이라니 어떻게 법을 통달했느냐?

네 이제 이름이 법달이라 하니
그동안 얼마나 힘써 외웠느냐?
혀로써 외우는 것은 소리만 돌 뿐
마음을 밝혀야 보살이 된다.
네게 이제 인연이 있기 때문에
너를 위해 말해 주겠다.
부처 위해 말해 주겠다.
부처는 말이 없는 것임을 믿으면
저절로 입에서 연꽃이 피리라.」

법달이 게송을 듣고 뉘우쳐 사과를 했다.
「앞으로는 반드시 모든 것을 공경하겠습니다. 제가 법화경을
외우긴 했으나 경의 뜻을 알지 못해 항상 의심이 있습니다. 스님

께서는 크신 지혜로 경의 뜻을 말씀해 주십시오.」

「법달이 법은 통달하였어도 네 마음은 모르는구나. 경에는 본래 의심이 없는데 네 마음이 스스로 의심하는 것이다. 너는 이 경의 주제를 무엇이라고 생각하느냐?」

「제가 어둡고 둔해 글자만 읽었을 뿐이니, 그 뜻을 알겠습니까.」

「나는 글자를 알지 못하니 그 경을 읽어 보아라. 듣고서 풀이해 주겠다.」

법달이 소리 높이 읽어 가다가 비유품에 이르자, 조사는 그만 그치라 하고 다음과 같이 말했다.

「이 경은 본래 인연因緣 출세出世로 주제를 삼은 것이니, 비록 여러 가지 비유를 들어 말했을지라도 거기에서 벗어나지 않는다. 경에 말하기를 모든 부처님이 한 가지 큰 인연[一大事因緣]으로 세상에 출현하셨다 하였으니, 큰 인연이란 부처님의 지혜인 것이다. 세상 사람들이 밖으로 어두워 상에 걸리고 안으로 어두워 공에 떨어지니, 만약 상에서 상을 떠나고 공에서 공을 떠나면, 안과 밖이 함께 밝을 것이다. 이 법을 깨달으면 한 생각에 마음이 열리며 부처님 지혜를 얻는 길이다.

너는 경의 뜻을 잘못 알아 가지고 지혜는 부처님 지혜를 말한 것이지 우리들 분수에는 맞지 않는 것이라고 하지 말아라. 말하자면 곧 부처님을 헐뜯고 경전을 비방하는 일이다. 너는 이제 부처님 지혜란 네 자신의 마음이요, 따로 부처가 없다는 것을 믿어야 한다. 네가 그 동안 애쓴 것을 대단하게 여겨 자랑 삼는다면 얼룩소가 꼬리를 사랑하는 것과 같으니라.」

「그러면 뜻만 알면 수고스럽게 외우지 않아도 좋습니까?」

「경에 허물이 있다고 네가 외우는 걸 못하게 하겠느냐. 다만 막히고 트임이 사람에 달려 있고 더하고 덜함이 자신에게 달렸으니, 입으로 외우고 실제로 행동하면 이것이 곧 경을 읽는 것이다. 입으로는 외워도 실행하지 못하면 이것은 오히려 경에 읽히는 것이다.」

법달은 이 말끝에 크게 깨달았다.

상단법어上壇法語 - 진각眞覺 법어法語

주리면 먹고 고단하면 잔다

스님이 법상에 올라가서 설법했다.

「검소한 데서 사치스런 데로 들어가기는 쉬워도, 사치한 데서 검소한 데로 나오기는 어렵다. 아침부터 저녁까지 생각 생각에 부처가 나타나고 걸음걸음에 미륵보살이 탄생하며, 물건마다 글귀마다 대장경의 부처님 말씀을 완전히 펼친다 할지라도, 이것은 대수롭지 않은 일이니 거기서 무엇을 드러내려고 해서는 안 된다. 배고프면 밥 먹고 목마르면 물 마시며 한가로우면 앉아 있고 고단하면 잠을 잔다. 불법이니 몸이니 마음이니 하는 생각이 전혀 없고 태평스러운 풍월에도 상관하지 않는다. 이것은 어떤 사람의 경지인가?」

한참을 말이 없다가 「그도 방망이를 면하지 못할 것이다.」 하고 주장자拄杖子를 세웠다.

갈등을 끊고 마주보라

스님이 법상에 올라가 이렇게 설법했다.

「이것을 무엇이라 불러야 할까? 향상向上이나 향하向下에 안배할 수 없고, 대장경이나 소장경의 해설로도 통하지 않는다. 무엇을 진여니 반야니 보리니 열반이니 하며, 또 무엇을 가리켜 부처가 세상에 나왔고 조사가 서쪽에서 왔다 하는가. 갈등을 끊고 당장에 마주보아야 할 것이다.」

주장자를 한번 내리치고는 「어서 관觀하라.」고 하였다.

정월 초하루

스님이 정월 초하룻날 법상에 올라가 이렇게 설법했다.

「오늘 아침에는 그대들을 위해 시절 인연을 들어 말하겠다. 어린이는 한 살이 보태어지고 늙은이는 한 살이 줄어지며, 늙고 어림에 관계없는 이는 줄지도 않고 보태어지지도 않을 것이다. 보태어지거나 줄어지거나 보태고 줄어짐이 없다는 것을 모두 한쪽에 놓고 말해 보라. 놓아버린 뒤에는 어떤가?

누가 이 세상에 신선이 없다 했는가.

술항아리 속에 별천지가 있음을 믿어라.」

일없는 사람

스님이 법상에 올라가 이렇게 설법했다.

「구름과 연기가 사라지고 흩어지면 둥근 달이 저절로 밝아지고, 모래와 자갈을 추려 버리면 순금이 저절로 드러나듯이, 이 일도 그와 같아서 미친 생각 쉬는 곳이 바로 보리다. 성품의 깨끗하고 미묘한 밝음은 남에게서 얻는 것이 아니므로, 크게 깨달으신 부처님께서도 처음 이 일을 깨친 뒤 지혜의 눈으로 시방세계를 두루 살피고 감탄하신 것이다.

「신기하구나. 내가 보건대 모든 중생들은 여래의 지혜와 덕을 갖추고 있으면서도 망상과 집착 때문에 깨닫지를 못한다. 망상과 집착을 버리면 스승 없이 얻은 지혜, 자연의 지혜, 걸림이 없는 지혜가 드러난다.」

여러 대중들이여, 부처님은 진실을 말씀하시는 분인데 어찌 우리들을 속이시겠는가. 그 말씀을 믿고 그 경지를 향해 들어가 한 칼로 두 동강을 내어 망상과 집착을 쉬어 버린다면, 성품은 일마다 분명하고 물건마다 역력하게 나타날 것이다. 그러나 그도 별 사람은 아니다. 그 경지에 이르면 벗어나야 할 생사도 없고 찾아야 할 열반도 없어, 다만 일없는 사람이 될 것이다.」

크게 치면 크게 울린다

「구름을 잡고 안개를 움켜쥐는 용이 어찌 썩은 물에 잠겨 있겠으며, 해를 좇고 바람을 따르는 용맹스런 말이 어찌 마른 동백나무 밑에 엎드려 있겠는가. 슬프다. 침묵만 지키는 어리석은 선정은 기왓장을 갈아 거울을 만들려는 격이요, 문자만을 찾는 미친 지혜는 바다에 들어가 모래를 헤아리는 격이니, 모두 걸림 없는 기틀과 자재하고 미묘한 작용을 모르기 때문이다.

종은 크게 치면 크게 울리고 작게 치면 작게 울린다. 거울은 되놈이 오면 되놈을 비추고 왜놈이 오면 왜놈을 비춘다. 그들은 이런 이치를 모르고 있다. 그러나 그와 같이 엎치고 날치는 수단을 얻었다 할지라도 아직 생사의 기슭을 떠나지 못한 것이다. 말해 보라, 필경 어떤 것인가를. 깊숙한 암자 안의 주인은 암자 밖의 일을 관계하지 않는다.」

하늘에 구름이 깨끗하니

스님이 법상에 올라가 이렇게 설법했다.

「결박하는 것도 남이 결박하는 것이 아니요, 결박을 푸는 것도 남이 푸는 것이 아니다. 풀거나 결박하는 것이 남이 아니므로 모름지기 스스로 깨달아야 한다. 스스로 깨닫는 요긴한 법에는 다른 방법이 없다. 얻고 잃음과 옳고 그름을 한꺼번에 놓아 버리되 놓아 버릴 것이 없는 데까지 이르고, 놓아 버릴 것이 없는 그것까지도 다시 놓아버려야 한다.

그 경지에 이르면 위로는 우러러 잡을 것이 없고, 아래로는 제

몸마저 없어 청정한 광명이 앞에 나타날 것이다. 천길 벼랑에서 마음대로 붙잡고 기회를 따라 움직이되 조금도 움직이는 일이 보이지 않는 이라야 비로소 안락하고 해탈한 사람이라 할 수 있다.

네 바다의 물결이 고요하니 용의 잠이 편안하고, 하늘의 구름이 깨끗하니 학이 높이 나는구나.」

시든 꽃잎

스님이 입적하시던 날 법상에 올라 이렇게 설법했다.

「봄은 깊고 절 안은 깨끗하여 티끌 하나 없는데, 시든 꽃잎은 시나브로 푸른 이끼 위에 떨어지는구나. 누가 소림의 소식이 끊어졌다 하던가. 저녁 바람이 이따금 그윽한 향기를 보내오는데.」

최상서가 우에게 보낸 글

주신 글에 법어를 청했으므로 몇 가지 인연을 적어 청에 답할까 합니다. 부처님의 경전 밖에 따로 전한 것으로서 바로 근원을 끊는 길은, 경계를 대면하고 말을 마치자 당장 마음이 확 트이는 곳에서는 대장경도 그 주석에 지나지 않습니다. 그러나 한마디 말에 알아듣지 못하고 다시 머리를 돌리고 골수를 굴리며, 눈을 들고 눈썹을 치켜 올리고 속으로 헤아리고 생각하며, 입을 열고 혀를 움직인다면 그것은 생사의 근본입니다.

정승 배휴가 어느 절에 들어가 벽화를 보고 그 절 원주스님에게 물었습니다.

「이것은 무엇입니까?」

원주는 이렇게 대답했습니다.

「고승입니다.」

「얼굴은 그럴듯하군. 이 고승이 지금 어디 있습니까?」

원주가 대답이 없자 배휴는 「이 절에 선승禪僧은 없습니까?」 하고 물었습니다. 그때 대중 가운데 황벽 선사가 있었으므로 원주는 황벽스님을 소개해 주었습니다. 배휴는 황벽스님에게 조금 전 이야기를 들어 물었습니다. 황벽스님은 아까처럼 다시 물어 보라고 했습니다.

배휴는 「얼굴은 그럴듯한데 그 고승은 지금 어디 있습니까?」 하고 물었습니다. 이때 황벽스님은 큰소리로 「배정승!」 하고 불렀습니다. 배휴는 깜짝 놀라 「예.」 하고 대답했습니다. 황벽스님이 「어디 있는고?」 하고 물었을 때 배휴는 당장 그 뜻을 깨달았습니다.

그러나 이 산승은 그렇게 하지 않겠습니다. 그가 고승은 지금 어디 있느냐고 묻는다면, 나는 배휴를 불러 그가 대답 하자마자 「악!」 하겠습니다.

또 우적 정승이 자옥 화상에게 불도의 지극한 이치를 묻고 그 스님에게 한 말씀을 청했습니다. 자옥스님은 「불도의 지극한 이치는 인정과 예의를 버리는 데 있습니다.」 하고 말했습니다. 이때 우적이 「스님은 인정과 예의를 버리셨습니까?」 하고 물었습니다.

「우적 정승!」

「예.」

「다시 따로 구하지 마십시오.」하고 스님은 말했습니다.

그 후 약산스님이 이 말을 전해 듣고 「애석하구나, 우적. 자옥산 밑에서 생매장을 당했구나.」라고 말했습니다. 우적은 이 말을 듣고 약산스님을 찾아 갔습니다.

「어떤 것이 부처입니까?」

「우적 정승!」

「예.」

「이것이 무엇이오?」라고 물었을 때 우적은 깨달은 바가 있었습니다.

초경은 이 화두話頭를 들어 말했습니다.

「이 답은 매우 뛰어나 천지의 차가 있다. 한결같은 것이도다.」

그러나 이 산승은 그렇게 말하지 않겠습니다. 그의 대답을 기다려 「머리를 돌려라.」라고 하겠습니다.

수능엄경에 말했습니다.

「수행자들이 최상의 보리를 이루지 못하고 따로 성문이나 연각을 이루고, 외도와 마군의 괴수나 그 권속이 되는 것은 두 가지 근본을 알지 못하고 어지럽게 닦아 익히기 때문이다. 그것은 마치 모래를 삶아 음식을 만들려는 것과 같아 무량겁을 지나더라도 되지 않을 것이다. 두 가지란, 첫째는 본래부터 있는 생사의 근본이니, 즉 네가 지금 중생들과 관계하고 있는 그 마음을 제 성품이라고 생각하는 것이다. 둘째는 본래부터 있는 보리 열반의 청정한 실체이니, 즉 지금의 네 알음알이가 원래 밝아 모든 인연을 지어 그 인연 때문에 벌어진 것이다. 중생들이 이 본래의 밝음을 버리기 때문에 종일 움직이면서도 그것을 깨닫지 못하고 온갖 세계로 드나든다.」

그러나 산승은 그렇게 말하지 않겠습니다. 누가 어떤 것이 생사의 근본이냐고 묻는다면 「네가 이미 드러내 보였다.」라고 대답하겠습니다. 또 어떤 것이 보리 열반의 본래 청정한 실체인가고 묻는다면, 한 번 할을 하겠습니다.

이상에서 들어 보인 몇 개의 화두가 결국 어디로 돌아가는지 자세히 참구해 보십시오. 남의 지시를 받거나 스스로 공부하여 재미있고 자신 있는 곳을 얻더라도, 문으로 들어온 것은 집안의 보배라 생각지 말고 한꺼번에 놓아 버리되 놓아 버릴 것이 없는 데서 다시 놓아 버려야 합니다. 통 밑이 빠져 한 방울의 물도 없이 말라 터진 뒤에야 깨침이 있고 들어갈 곳이 있습니다. 이때 비로소 마음과 뜻과 알음알이가 끊어져, 자기 집안의 재산을 꺼내어 이리저리 마음대로 쓸지라도 다함이 없을 것입니다. 자취를 남기지도 않고 어느 한끝에 떨어지지도 않아 꼭대기에서 바닥까지 확 트여 걸림이 없어야 생사의 바다에 마음대로 드나들면서 중생을 건질 수 있을 것입니다. 힘쓰고 힘쓰십시오.

방산 거사에게 보낸 글

편지에 「생각이 잠깐 일어날 때에 그 화두를 드니 이 공空이 더욱 미묘합니다.」고 하셨습니다. 옛 스님은 말하기를, 「생각이 일어나는 것은 두렵다.」고 했습니다. 또 「생각이 일어나거든 곧 깨달아라. 깨달으면 곧 없어질 것이다.」라고도 했으며, 「생각은 모든 환경을 반연하는데 마음은 분별을 아주 끊는다.」고 했습니다. 그러므로 검고 흰 것을 잘 분별하고 이익과 손해를 살펴 그 구경에 이르면 다행이겠습니다.

주신 편지에 청하신 뜻이 못내 간절하여 다시 번거롭게 말합니다. 생각이 일어나고 생각이 사라지는 것을 생사라 합니다. 생사에 다다라 반드시 힘을 다해 화두를 드십시오. 화두가 순일해지면 일어나고 멸함이 없어질 것입니다. 일어나고 멸함이 없어진 것을 고요함이라 하고, 고요한 속에서 화두가 없어진 것을 무기無記라 하며, 고요한 속에서도 화두에 어둡지 않는 것을 영지靈知라 합니다.

이 비고 고요한 영지는 무너지지도 않고 난잡하지도 않으니, 이와 같이 공을 들이면 머지않아 공을 이룰 것입니다. 몸과 마음이 화두와 함께 한 덩이가 되어 의지하는 곳이 없고, 마음의 가는 곳이 없으면 그때는 다만 방산 거사 하나뿐일 것입니다. 거기서 다른 생각을 일으키면 반드시 그림자의 유혹을 받을 것이니, 거기서 자세히 살펴보십시오. 방산이 어디에 있는가를.

조주스님의 없다고 말한 뜻이 무엇인가를 완전히 붙들면 새삼스레 별일 필요도 없어질 것입니다. 물을 마시는 사람이 차고 더움을 스스로 알듯이, 천만 가지 의심이 한꺼번에 깨어질 것입니다. 혹시 완전히 깨치지 못하더라도 어떻게 할까하는 생각을 버리고, 화두가 끊어지지 않고 계속하도록 간절히 붙들어야 합니다. 움직이거나 가만히 있거나 말하거나 침묵하거나 모든 행동에서 한결같이 어둡지 않고, 그저 또록또록하고 분명하게 화두를 들되 하루에 몇 번이나 끊어지는가를 때때로 점검해 보십시오.

그래서 끊어지는 때가 있거든 다시 용맹스런 마음을 내고 공력을 더 들여 끊임이 없게 하십시오. 하루에 한 번도 끊임이 없게 되었다면 정력을 더욱 기울여 때때로 점검하되 날마다 끊임이 없이 해야 합니다. 만약 사흘 동안 순일하게 끊임이 없으면 움직이거나 가만히 있을 때에도 한결같고, 말하거나 침묵할 때에도 한결같아 화두가 항상 앞에 나타날 것입니다. 흐르는 여울의 달빛처럼 부딪쳐도 흩어지지 않고, 헤쳐도 없어지지 않으며, 휘저어도 사라지지 않고, 자나 깨나 한결같으면 크게 깨칠 때가 가까워진 것입니다.

그때에는 부디 남에게 캐물으려 하지 말고, 또 일없는 사람과 이야기하지도 마십시오. 그저 스물네 시간 일상생활 가운데서 어리석은 사람이나 벙어리처럼 행동하고, 몸과 마음을 모두 버려 죽은 사람같이 하십시오. 안에서 내어 놓지도 말고 밖에서 들이지도 마십시오. 거기서 화두를 잊어버리면 그것은 큰 잘못이니, 큰 의심을 깨뜨리기 전에는 화두에 어둡지 말고 내 말대로 하십시오.

그 경지에 이르면 어느새 무명이 깨어지고 홀연히 크게 깨칠 것입니다. 깨친 뒤에는 부디 본분 종사를 찾아가 마지막 인가를 받아야 합니다. 만약 그와 같은 종사를 만나지 못하면 열 개에 다섯 쌍이 모두 마군이 될 것입니다. 조심하기를 빌고 빕니다.

화두를 참구하는 법

스님이 어느 날 대중을 모아 놓고 일상의 정진을 낱낱이 물은 다음 이와 같이 말했다.

「모름지기 대장부의 마음을 내고 결정된 뜻을 세워, 평생에 깨치거나 알려고 한 모든 법과 문장과 어언삼매語言三昧를 쓸어 큰 바다 속에 던져 버리고 다시는 집착하지 마시오. 한 번 앉으면 그 자리에 팔만 사천의 온갖 생각을 끊고, 본래부터 참구하던 화두를 한 번 들면 놓지 마시오.

「모든 법이 하나로 돌아가는데 그 하나는 어디로 돌아가는가?」

「어떤 것이 본래면목인가?」

「어떤 것이 내 성품인가?」

「어째서 개에게 불성이 없다고 했을까?」

이런 화두를 들되, 마지막 한 마디를 힘을 다해 드시오. 화두가 앞에 나타나면 들지 않아도 저절로 들려 고요한 곳에서나 시끄러운 곳에서나 한결같을 것이오. 이 경지에 이르면 다니거나 멈추거나 앉거나 눕거나 옷 입을 때나 밥 먹을 때나 언제 어디서나 온몸은 하나의 의심덩이가 됩니다. 의심하고 또 의심하여 부딪치고 또 부딪쳐, 몸과 마음을 한 덩어리로 만들어 그것을 똑똑히 참구하시오. 화두 위에서 그 뜻을 헤아리거나 어록이나 경전에서 그것을 찾으려 하지 말고, 단박 깨뜨려야 비로소 집 안에 들어가게 될 것이오. 만약 화두를 들어도 들어도 들리지 않아 냉담하고 아무 재미가 없으면, 낮은 소리로 서너 번 연거푸 외워 보시오. 문득 화두에 힘이 생기게 됨을 알 수 있을 것이오. 그런 경우에 이르면 더욱 힘을 내어 놓치지 않도록 하시오.

여러분이 저마다 뜻을 세웠거든 정신을 차리고 눈을 비비면서 용맹정진하는 가운데에서도 더욱더 용맹정진하면 갑자기 탁 터져 백천 가지 일을 다 알게 될 것이오. 그런 경지에 이른 사람은 20년이고 30년이고를 묻지 말고 물가나 나무 밑에서 성태聖胎를 기르시오. 그러면 그는 금강권金剛拳도 마음대로 삼켰다 토했다 하며, 가시덤불 속도 팔을 저으며 지나갈 것이고, 한 생각 사이에 시방세계를 삼키고 삼세의 부처를 토해 낼 것이오.

이와 같은 경지에 이르러야 그대들은 비로소 법신불의 갓을 머리에 쓸 수 있고, 보화불報化佛의 머리에 앉을 수 있을 것이오. 그렇지 못하다면 밤낮을 가리지 말고 방석 위에 앉아 눈을 바로하고 「이 무엇인가?」의 도리를 참구하시오.」

기슭에 닿았거든 배를 버려라

재를 올린 뒤, 스님은 법상에 올라 한참을 잠잠히 있다가 말문을 열었다.

「여러 불자들, 알겠소? 여기서 당장 빛을 돌이켜 한 번 보시오. 지옥·아귀·축생·아수라·인간·천상 등은 바람과 빛을 밟을 수 있는가. 그렇지 못하면 조그만 갈등을 말하겠으니 자세히 들고 똑똑히 살피시오.

사대가 모일 때에는 이 한 점의 신령스런 밝음은 그에 따라 생기지 않았고, 사대가 흩어질 때에도 그것은 무너지지 않소. 나고 죽음과 생기고 무너짐은 허공과 같거니 원친의 묵은 업이 지금 어디에 있겠소. 이미 없어진 것이라 찾아도 자취가 없고 트이어 걸림 없음이 허공과 같소. 세계와 티끌마다 미묘한 본체요, 일마다 물건마다 모두가 주인공이오. 소리와 모양이 있으면 분명히 나타나고 모양과 소리가 없으면 그윽이 통과합니다. 때를 따라 당당히 나타나고 예로부터 지금까지 오묘하고 오묘합니다. 자유로운 그 작용이 다른 물건 아니요, 때를 따라 죽이고 살림이 모두 그것의 힘이오. 여러 불자들, 알겠소? 만약 모르겠다면 이 산승이 불자들을 위해 알도록 하겠소.」

죽비로 탁자를 치면서 한 번 할을 한 다음 이와 같이 말했다.

「여기서 단박 밝게 깨쳐 현관을 뚫고 지나가면, 삼세의 부처님과 역대 조사의 천하 선지식들의 골수를 환히 보고, 그분들과 손을 잡고 함께 다닐 것이오.」

또 한 번 죽비로 탁자를 친 뒤 말을 이었다.

「이로써 많은 생의 부모와 여러 겁의 원친에서 뛰어나고, 세세생생에 자식이 되어 어머니를 해치고 친한 이를 원망한 일에서 뛰어나시오. 이로써 저승과 이승에서의 온갖 원친에서 뛰어나고, 지옥의 갖가지 고통 받는 무리에서 뛰어나시오. 이로써 괴로워하는 축생의 무리에서 뛰어나고, 성내는 아수라의 무리에서 뛰어나시오. 이로써 인간의 교만한 무리에서 뛰어나고, 천상의 쾌락에 빠져 있는 무리에서 뛰어나시오.」

죽비를 내던지고 말을 맺었다.

「기슭에 닿았으면 배를 버릴 것이지 무엇 하러 다시 나루터 사람에게 길을 묻는가.」

공부 열 가지

세상 사람들은 모양을 보면 그 모양에서 뛰어나지 못하고, 소리를 들으면 그 소리에서 뛰어나지 못하고, 소리를 들으면 그 소리에서 뛰어나지 못한다.

① 어떻게 하면 모양과 소리에서 뛰어날 수 있을까?

이미 모양과 소리에서 뛰어났으면 반드시 공부를 시작해야 한다.

② 어떻게 바른 공부를 시작할 것인가?

이미 공부를 시작했으면 그 공부를 익혀야 하는데 ③ 공부가 익은 때는 어떤가? 공부가 익었으면 다시 거친 콧김을 없애야 한다.

④ 거친 콧김을 없앤 때는 어떤가?

콧김이 없어지면 냉담하고 재미가 없으며, 기력이 없고 의식이 분명치 않으며 마음도 활동하지 않는다. 그때는 그 허망한 몸이 인간에 있는 줄을 모른다. 그런 경지에 이르면 그때는 ⑤ 어떤 시절인가?

공부가 지극해지면 움직이고 조용함에 틈이 없고, 자고 깸이 한결같아 부딪쳐도 흩어지지 않고 움직여도 잃지 않는다. 마치

개가 기름이 끓는 솥을 보고 핥으려 해도 핥을 수 없고, 버리려 해도 버릴 수 없는 것과 같다. 그때에는 ⑥ 어떻게 해야 하는가?

갑자기 120근이나 되는 짐을 내려놓은 것 같아 단박 꺾이고 단박 끊긴다. 그때에는 ⑦ 어떤 것이 그대의 자성인가?

이미 자성을 깨쳤으면 자성의 작용은 인연을 따라 움직인다는 것을 알아야 한다. ⑧ 어떤 것이 작용에 따름인가?

이미 자성의 작용을 알았으면 생사를 초월해야 하는데, 눈빛이 땅에 떨어질 때 ⑨ 어떻게 벗어날 것인가?

이미 생사를 벗어났으면 그 가는 곳을 알아야 한다. ⑩ 사대는 뿔뿔이 흩어져 어디로 가는가?

병문안

그대의 병이 중하다고 들었다. 무슨 병인가. 몸의 병인가, 마음의 병인가. 몸의 병이라면 몸은 흙·물·불·바람의 네 가지 요소가 잠시 모여 이루어진 것, 그 네 가지는 저마다 주인이 있는데 어느 것이 그 병자인가? 만약 마음의 병이라면 마음은 꼭두각시와 같은 것, 비록 거짓 이름은 있으나 그 실체는 공한 것이니 병이 어디에서 일어났는가? 그 일어난 곳을 추궁해 본다면 난 곳이 없을 것이다. 그럼 지금의 그 고통은 어디에서 오는 것인가? 또 고통을 아는 것은 무엇인가?

이와 같이 살피고 살펴보면 문득 크게 깨칠 것이다. 이것이 내 병문안이다.

선가의 거울 – 서산西山 「선가귀감禪家龜鑑」

한 물건

여기 한 물건이 있는데, 본래부터 한없이 밝고 신령하여 일찍이 나지도 않았고 죽지도 않았다. 이름 지을 길 없고 모양 그릴 수도 없다.

한 물건이란 무엇인가. 옛 어른은 이렇게 노래했다.

옛 부처 나기 전에
의젓한 동그라미
석가도 몰랐으니
어찌 가섭이 전하랴.

이것이 한 물건이 나지도 않고 죽지도 않으며, 이름 지을 길도 모양 그릴 수도 없는 연유다. 육조스님이 대중에게 물었다.

「내게 한 물건이 있는데 이름도 없고 모양도 없다. 너희들은 알겠느냐?」

신회 선사가 대답하기를, 「모든 부처님의 근본이요, 신회의 불성입니다.」라고 대답하니, 육조의 서자庶子가 된 연유다.

회양 선사가 숭산으로부터 와서 뵙자 육조스님이 묻기를, 「무슨 물건이 이렇게 왔는고?」 할 때에 회양은 어쩔 줄 모르고 쩔쩔매다가 8년 만에야 깨치고 나서 말하기를, 「가령 한 물건이라 하여도 맞지 않습니다.」 하였으니, 이것이 육조의 맏아들이 된 연유다.

부처님과 조사가 세상에 출현하심은 마치 바람도 없는데 물결을 일으킨 격이다. 세상에 출현한다는 것은 대비심으로 근본을 삼아 중생을 건지는 것을 말한다. 그러나 한 물건으로써 따진다면, 사람마다 본래 면목이 저절로 갖추어졌는데 어찌 남이 연지 찍고 분발라 주기를 기다릴 것인가. 부처님이 중생을 건진다는 것도 공연한 짓이다.

억지로 여러 가지 이름을 붙여 마음이라 부처라 혹은 중생이라 하지만, 이름에 얽매어 분별을 내지 말라. 다 그대로 옳은 것이니, 한 생각이라도 움직이면 곧 어긋난다.

선과 교

부처님께서 세 곳에서 마음을 전한 것이 선지禪旨가 되고, 평생 말씀하신 것이 교문敎門이 되므로 선은 부처님의 마음이요, 교는 부처님의 말씀이다. 세 곳이란 다자탑 앞에서 자리를 절반 나누어 앉음이 하나요, 영산회상에서 꽃을 들어 보임이 둘이요, 사라쌍수 아래에서 관 밖으로 두 발을 내어 보임이 셋이니, 이른바 가섭존자가 선의 등불을 따로 받았다는 것이다.

그러므로 선과 교의 근본은 부처님이요, 선과 교의 갈래는 가섭존자와 아난존자다.

말없음으로써 말없는데 이르는 것은 선이요, 말로써 말없는데 이르는 것은 교다. 또한 마음은 선법이요, 말은 교법이다. 법은 비록 한맛이라도 뜻은 하늘과 땅만큼 아득히 먼 것이다.

일없는 도인

생각 끊고 반연 쉬고 일없이 우두커니 앉아 있으니, 봄이 옴에 풀이 저절로 푸르구나. 생각 끊고 반연을 쉰다는 것은 마음에서 얻은 것을 가리킴이니, 이른바 일없는 도인이다.

어디에나 얽매임 없고 애당초 일없어서, 배고프면 밥을 먹고 고단하면 잠을 잔다. 녹수청산에 마음대로 오고 가며, 어촌과 주막에 걸림 없이 지나가리. 세월이 가나오나 내 알 바 아니지만 봄이 오니 예전처럼 풀잎이 푸르구나.

격 밖의 선지

부처님은 활같이 말씀하시고 조사들은 활줄같이 말씀하셨다. 부처님께서 말씀하신 걸림 없는 법이란 바로 한맛에 돌아감이다. 이 한맛의 자취마저 떨어 버려야 비로소 조사가 보인 한 마음을 드러내게 된다. 「뜰 앞에 잣나무」란 화두는 용궁의 장경에도 없다고 말한다. 활같이 말씀했다는 것은 곧다는 뜻이며, 용궁의 장경이란 용궁에 모셔 둔 대장경이다. 어떤 스님이 조주스님에게 물었다. 「조사가 서쪽에서 온 뜻이 무엇입니까?」대답하기를, 「뜰 앞에 잣나무니라.」하였으니, 이것이 이른바 격 밖의 선지禪旨다.

간절한 마음

자기가 참구하는 화두에 대해서는 간절한 마음으로 공부해야 한다. 마치 닭이 알을 안은 것과 같이 하고, 고양이가 쥐를 잡을 때와 같이 하며, 주린 사람이 밥 생각하듯 하고, 목마른 사람이 물 생각하듯 하며, 어린애가 어머니 생각하듯 하면 반드시 꿰뚫을 때가 있다.

조사들의 화두에는 1,700가지나 있는데, 「개는 불성이 없다.」라든지 「뜰 앞에 잣나무」라든지, 「삼 서근」·「마른 똥막대기」 같은 것들이다. 닭이 알을 안을 때는 더운 기운이 지속되며 고양이가 쥐를 잡을 때는 마음과 눈이 움직이지 않게 된다. 주릴 때 밥 생각하는 것과 목마를 때 물을 생각하는 것이나, 어린애가 어머니를 생각하는 것들은 모두 진심에서 우러난 것이요, 억지로 지어서 내는 마음이 아니므로 간절한 것이다. 참선하는 데에 이렇듯 간절한 마음이 없이 다 깨친다는 것은 도저히 있을 수 없다.

참선에는 반드시 세 가지 요긴한 것이 있어야 한다. 첫째는 큰 신심이고, 둘째는 큰 분심이며, 셋째는 큰 의심이다. 만약 이 중에 하나라도 빠지면 다리 부러진 솥과 같아서 소용이 없다. 부처님께서 말씀하시기를 「성불하는 데에는 믿음이 뿌리가 된다.」 하셨고, 영가스님은 「도를 닦는 사람은 먼저 뜻을 세워야 한다.」고 하였으며, 몽산스님은 「참선하는 이가 화두를 의심하지 않는 것이 큰 병통이다.」고 하면서 「크게 의심하는 데서 크게 깨친다.」고

하였다.

화두의 열 가지 병

화두는 들어 일으키는 곳에서 알아맞히려 하지도 말고, 생각으로 헤아리지도 말며, 깨닫기를 기다리지도 말아라. 더 생각할 수 없는 곳에까지 생각하면, 마음이 더 갈 곳이 없어서 마치 늙은 쥐가 쇠뿔 속으로 들어가다가 잡히듯 할 것이다. 이런가, 저런가 따지고 맞혀 보는 것이 식정이며, 생사를 따라 굴러다니는 것이 식정이며, 무서워하고 갈팡질팡하는 것도 또한 식정이다. 요즘 사람들은 이 병통을 알지 못하고 다만 이 속에서 빠졌다 솟았다 하고 있을 뿐이다.

화두를 참구하는 데는 열 가지 병이 있다. 분별로써 헤아리는 것, 눈썹을 오르내리고 눈을 끔적거리기를 그치지 않는 것, 말에서 살림살이를 하는 것, 글에서 끌어다 증거를 삼으려는 것, 들어 일으키는 곳에서 알아맞히려는 것, 모든 것을 다 날려 버리고 일없는 곳에 들어앉아 있는 것, 있다는 것이나 없다는 것으로 아는 것, 참으로 없다는 것으로 아는 것, 도리가 그렇거니 하고 알음알이를 짓는 것, 조급하게 깨치기를 기다리는 것들이다. 이 열 가지 병을 떠나 화두에만 정신 차려 「무슨 뜻일까?」 하고 의심할 일이다.

이 일은 모기가 무쇠로 된 소에게 덤벼드는 것과 같아서, 함부로 주둥이를 댈 수 없는 곳에 목숨을 떼어놓고 한 번 뚫어 보면 몸

뚱이째 들어갈 것이다.

공부는 거문고 줄을 고르듯 하여 팽팽하고 느슨함이 알맞아야한다. 너무 애쓰면 병나기 쉽고, 잊어버리면 무명에 떨어지게 된다. 성성하고 역력하게 하면서도 차근차근 끊임없이 해야 한다. 거문고 타는 사람이 말하기를, 그 줄의 느슨하고 팽팽함이 알맞아야 아름다운 소리가 난다고 했다. 공부하는 것도 이와 같아서 조급히 하면 혈기를 올리게 되고, 잊어버리면 흐리멍텅하게 된다. 느리지도 않고 빠르지도 않게 되면 오묘한 이치가 그 속에 있다.

일상의 점검

참선하는 이는 항상 이와 같이 돌이켜보아야 한다. 네 가지 은혜가 깊고 높은 것을 알고 있는가? 네 가지 요소(四大)로 이루어진 더러운 이 육신이 순간순간 썩어 가는 것을 알고 있는가? 사람의 목숨이 숨 한 번에 달린 것을 알고 있는가? 일찍이 부처님이나 조사를 만나고서도 그대로 지나치지 않았는가? 높고 거룩한 법을 듣고 기쁘고 다행한 생각을 잠시라도 잊어버리지는 않았는가? 공부하는 곳을 떠나지 않고 도인다운 절개를 지키고 있는가? 곁에 있는 사람들과 쓸데없는 잡담이나 하며 지내지 않는가? 분주히 시비를 일삼고 있지나 않는가? 화두가 어느 때나 똑똑히 들리고 있는가? 남이 이야기하고 있을 때에도 화두가 끊임없이 되는가? 보고 듣고 알아차릴 때에도 한 생각을 이루고 있는가? 제 공부를 돌아볼 때 부처님과 조사를 붙잡을 만한가? 금생에 꼭 부처님의 지혜를 이을 수 있을까? 앉고 눕고 편할 때에도 지옥의 고통을 생각하는가? 이 육신으로 윤회를 벗어날 자신이 있는가? 이런 것이 참선하는 이들의 일상생활 속에서 때때로 점검되어야 할 도리이다. 옛 어른이 말하기를, 「이 몸 이때 못 건지면 다시 언제 건지랴!」 하지 않았는가.

제 성품을 더럽히지 말라

중생의 마음을 버릴 것 없이 다만 제 성품을 더럽히지 말아라. 바른 법을 찾는 것이 곧 바르지 못한 일이다. 버리는 것이나 찾는 일이 다 더럽히는 일이다.

모름지기 마음속을 비우고 스스로 비추어 보아 한 생각 인연따라 일어나는 것이 사실은 일어남이 없다는 것을 믿어야 한다. 죽이고 도둑질하고 음행하고 거짓말하는 것이 모두 한 마음에서 일어나는 것임을 자세히 살펴보아라. 그 일어나는 곳이 곧 비어 없는데 무엇을 다시 끊을 것인가. 여기에서는 성품과 형상을 함께 밝힌 것이다.

경에 말하기를, 「무명을 아주 끊는다는 것은 한 생각도 일으키지 않는 것이다.」 하였고, 또한 「생각이 일어나면 곧 깨달으라.」고 하였다.

참선과 계행

음란하면서 참선하는 것은 모래를 쪄서 밥을 지으려는 것 같고, 살생하면서 참선하는 것은 제 귀를 막고 소리를 지르는 것 같으며, 도둑질하면서 참선하는 것은 새는 그릇에 물이 가득차기를 바라는 것 같고, 거짓말하면서 참선하는 것은 똥으로 향을 만들려는 것과 같다. 이런 것들은 비록 많은 지혜가 있더라도 마군의 길을 이룰 뿐이다.

만약 계행을 어기면 비루먹은 여우의 몸도 받지 못한다 했는데 하물며 청정한 지혜의 열매를 바랄 수 있겠는가. 계율 존중하기를 부처님 모시듯 한다면 부처님이 늘 계시는 거나 다를 것이 없다. 모름지기 풀에 매여 있는 거위를 살리던 옛일로써 본보기를 삼아야 할 것이다.

생사에서 벗어나려면 먼저 탐욕을 끊고 애욕의 불꽃을 꺼 버려야 한다. 애정은 윤회의 근본이 되고, 정욕은 몸을 받는 인연이 된다. 부처님이 말씀하시기를, 「음란한 마음을 끊지 못하면 티끌 속에서 벗어날 수 없다.」 하셨고, 또 「애정에 한 번 얽히게 되면 사람을 끌어다 죄악의 문에 처넣는다.」고 하셨다. 애욕의 불꽃이란 애정이 너무 간절하여 불붙듯 함을 말한 것이다.

자비와 인욕

가난한 이가 와서 구걸하면 분수대로 나누어 줘라. 한 몸처럼 두루 가엾이 여기면 이것이 참 보시이며, 나와 남이 둘 아닌 것이 한 몸이다. 빈손으로 왔다가 빈손으로 가는 것이 우리들의 살림살이 아닌가.

누가 와서 해롭게 하더라도 마음을 거두어 성내거나 원망하지 말라. 한 생각 성내는 데에 온갖 장애가 벌어진다. 번뇌가 한량없다 하지만 성내는 것이 그보다 더하다. 열반경에 이르기를, 「창과 칼로 찌르거나 향수와 약을 발라 주더라도 두 가지에 다 무심하라.」고 하였다. 수행자가 성내는 것은 흰 구름 속에서 번갯불이 번쩍이는 것과 같다. 참을성이 없다면 보살의 행도 이루어질 수 없다. 닦아 가는 길이 한량없지만 자비와 인욕이 근본이 된다. 참는 마음이 꼭두각시의 꿈이라면 욕보는 현실은 거북의 털과 같다.

첫째가는 정진

본바탕 천진한 마음을 지키는 것이 첫째가는 정진이다. 만약 정진할 생각을 일으킨다면 이것은 망상이요, 정진이 아니다. 그러므로 옛 어른이 말하기를 「망상 내지 말라! 망상 내지 말라!」고 한 것이다. 게으른 사람은 늘 뒤만 돌아보는데 이런 사람은 스스로 자기를 포기하고 있는 것이다. 경을 보되 자기 마음속으로 돌이켜봄이 없다면 팔만대장경을 다 보았다 한들 무슨 소용이 있겠는가. 이것이 어리석게 공부함을 깨우친 것이니, 마치 봄날에 새가 지저귀고 가을밤에 벌레가 우는 것처럼 아무 뜻도 없는 것이다. 규봉 선사가 이르기를, 「글자나 알고 경을 보는 것으로는 깨칠 수 없다. 글귀나 새기고 말뜻이나 풀어 보는 것으로는 탐욕이나 부리고 성을 내며 못된 소견만 더 일으키게 된다.」고 하였다.

소행이 이루어지기 전에 남에게 자랑하려고 말재주나 부려 서로 이기려고만 한다면 변소에 단청하는 격이 되고 말 것이다. 말세에 어리석게 수행하는 것을 일깨우는 말이다. 수행이란 본래 제 성품을 닦는 것인데, 어떤 사람들은 남에게 보이기 위해 수행을 하고 있으니 이 무슨 생각일까.

출가행

출가하여 스님이 되는 것이 어찌 작은 일이랴. 편하고 한가함을 구해서가 아니요, 따뜻이 입고 배불리 먹으려고 한 것도 아니며, 명예나 재물을 구하려는 것도 아니다. 오로지 나고 죽음을 벗어나려는 것이며, 번뇌를 끊으려는 것이요, 부처님의 지혜를 이으려는 것이며, 삼계에서 뛰어나 중생을 건지려는 것이다.

이름과 재물을 따르는 납자衲子는 풀 속에 묻힌 야인野人만도 못하다. 제왕의 자리도 침 뱉고 설산에 들어가신 것은 부처님이 천 분 나실지라도 바뀌지 않을 법칙인데, 말세에 양의 바탕에 범의 껍질을 쓴 무리들이 염치도 없이 바람을 타고 세력에 휩쓸려 아첨을 하고 잘 보이려고만 애쓰니, 아! 그 버릇을 어쩔 것인가. 마음이 세상 명리에 물든 사람은 권세의 문에 아부하다가 풍진에 부대끼어 도리어 세속 사람의 웃음거리만 되고 만다. 이런 납자를 양의 바탕에 비유한 것은 그럴 만한 여러 가지 행동이 있기 때문이다.

한 개의 숫돌

불자여, 그대의 한 그릇 밥과 한 벌 옷이 곧 농부들의 피요, 직녀들의 땀인데 도의 눈이 밝지 못하고야 어찌 삭여 낼 것인가. 그러므로 말하기를, 「털을 쓰고 뿔을 이고 있는 것이 무엇인 줄 아는가? 그것은 오늘날 신도들이 주는 것을 공부하지 않으면서 거저먹는 그런 부류들의 미래상이다.」고 했다. 그런데 어떤 사람들은 배고프지 않아도 또 먹고, 춥지 않아도 더 입으니 무슨 심사일까. 참으로 딱한 일이다. 눈앞의 쾌락이 후생의 고통인 줄을 생각지 않는구나!

그러므로 도를 닦는 이는 한 개의 숫돌과 같아서, 장서방이 와서 갈고 이생원이 갈아 가면, 남의 칼은 잘 들겠지만 내 돌은 점점 닳아 없어지게 될 것이다. 그럼에도 어떤 사람들은 도리어 남들이 와서 내 돌에 칼을 갈지 않는다고 걱정하고 있으니, 참으로 딱한 일이 아닌가.

네 마리 독사

우습다, 이 몸이여. 아홉 구멍에서 항상 더러운 것이 흘러나오고, 백천 가지 부스럼덩어리를 한 조각 엷은 가죽으로 싸 놓았구나. 가죽 주머니에는 똥이 가득 담기고 피고름뭉치이므로 냄새나고 더러워 조금도 탐하거나 아까워할 것이 없다. 더구나 백 년을 잘 길러 준대도 숨 한 번에 은혜를 등지고 마는 것을.

모든 업이 몸 때문에 생긴 것이다. 이 몸은 애욕의 근원이므로 그것이 허망한 줄 알게 되면 애욕도 저절로 사라질 것이다. 몸을 탐착하는 데서 한량없는 허물과 근심 걱정이 일어나기 때문에 여기 특별히 밝혀 수행인의 눈을 띄워 주려는 것이다.

네 가지 요소로 이루어진 이 몸에는 주인 될 것이 없으므로 네 가지 원수가 모였다고도 하고, 네 가지 은혜를 등지는 것들이므로 네 마리 독사를 기른다고도 한다. 내가 허망함을 깨닫지 못하기 때문에 남의 일로 화도 내고 깔보기도 하며, 다른 사람도 또한 허망함을 깨닫지 못해 나로 인해 성내고 깔보는 것이다. 이것은 마치 두 귀신이 한 송장을 가지고 싸우는 것과 같다.

대장부의 기상

죄가 있거든 곧 참회하고, 잘못된 일이 있으면 부끄러워할 줄 아는 데에 대장부의 기상이 있다. 허물을 고쳐 스스로 새롭게 되면 그 죄업도 마음을 따라 없어진다. 참회란 지은 허물을 뉘우쳐 다시는 짓지 않겠다고 맹세하는 일이다. 부끄러워한다는 것은 안으로 자신을 꾸짖고 밖으로 허물을 드러내는 일이다. 마음이란 본래 비어 고요한 것이므로 죄업이 붙어 있을 곳이 없다.

수행인은 마땅히 마음을 단정히 하여 검소하고 진실한 것으로써 근본을 삼아야 한다. 표주박 한 개와 누더기 한 벌이면 어디를 가나 걸릴 것이 없다.

부처님께서 말씀하시기를, 「마음이 똑바른 줄과 같아야 한다.」고 했으며, 「바른 마음이 도량이다.」고 하셨다. 이 몸에 탐착하지 않는다면 어디를 가나 거리낌이 없을 것이다.

범부들은 눈앞 현실에만 따르고 수행인은 마음만을 붙잡으려한다. 그러니 마음과 바깥 현실 두 가지를 다 내버리는 이것이 참된 법이다. 현실만 따르는 것은 목마른 사슴이 아지랑이를 물인 줄 알고 찾아가는 것 같고, 마음만을 붙잡으려는 것은 원숭이가 물에 비친 달을 잡으려는 것과 같다. 바깥 현실과 마음이 다르다 할지라도 병통이기는 마찬가지다.

자유인

누구나 임종할 때에는 이렇게 관찰해야 한다. 오온이 다 비어 이 몸에는 나라고 내세울 것이 없고, 참 마음은 모양이 없어 오고 가는 것이 아니다. 날 때에도 성품은 난 바가 없고 죽을 때에도 성품은 가는 것이 아니다. 지극히 밝고 고요해 마음과 대상은 둘이 아니다. 이와 같이 관찰하여 깨치면 삼세와 인과에 얽매이거나 이끌리지 않게 되니, 이런 사람이야말로 세상에서 뛰어난 자유인이다. 부처님을 만난다 할지라도 따라갈 마음이 없고, 지옥을 보더라도 무서운 생각이 없어야 한다. 그저 무심하게만 되면 법계와 같이 될 것이다.

대장부는 부처나 조사 보기를 원수같이 해야 한다. 만약 부처에게 매달려 구하는 것이 있다면 그는 부처에게 얽매인 것이요, 조사에게 매달려 구하는 것이 있다면 또한 조사에게 얽매여 있는 것이다. 무엇이든지 구하는 것이 있으면 모두 고통이므로 일없는 것만 같지 못하다.

이 문 안에 들어오려면 알음알이를 두지 말라.

자비의 법문

안락국 태자

부처님께서 기원정사에 계실 때에 비구들에게 하셨던 이야기다.

옛날 옛날에 중인도 범마라국 임정사에 광유성인이라는 어진 성인이 오백 제자를 거느리고 대·소승법을 설하여 많은 중생을 제도하시던 중, 어느 날 성인께서 여러 제자를 불러 말씀하시기를,

「서천국에 사라수라는 임금이 계시는데 본래 천성이 어지신 임금이라 백성을 다스리는 것도 후덕한 성인의 법으로 다스리시고, 4백 소국을 통치하시되 백성들에게 세금과 부역을 시키지 않고 항상 정법으로 정치를 하시며, 처자 권속과 금은보배를 탐착하는 생각이 없고, 선한 일을 닦아서 무상도를 구하는 것으로 일을 삼는 임금이 계시니라.」

하시고, 승열비구를 불러서 말씀하시기를,

「네가 서천국 사라수대왕에게 가서 고운 궁녀 여덟 사람을 데려다가 찻물[茶水] 길어오는 일을 시키도록 하라.」

하셨다.

제자는 명을 받들고 서천국에 가서 왕궁의 문을 두드리니, 왕이 듣고는 408명의 부인들 가운데 제일 부인인 원앙부인을 불러서 명하였다.

「밖에 어떤 스님이 오신 듯하니, 쌀을 발우에 가득 드리시오.」

원앙부인이 명을 받아 쌀을 그릇에 가득 담아 들고 문 밖에 나아가서 공손히 스님에게 드리려 하니,

「아니올시다. 제가 이곳에 온 뜻은 쌀을 구하러 온 것이 아니라 대왕님을 뵈옵고 고할 말씀이 있어서 온 것이오니, 대왕 전하께 소승의 뜻을 전하여 주십시오.」

하였다. 원앙부인이 들어가서 대왕에게 그 사실을 고하니, 대왕은 비구를 영접하여 인사말씀을 드렸다.

「어느 절에서 오셨습니까?」

「네, 소승은 범마라국 임정사의 광유성인의 제자이온데, 성인께서 소승더러 귀국에 가서 궁녀 여덟 사람을 데려다가 찻물을 긷는 일을 시키라는 명을 하시기에 대왕 전하를 뵈오러 왔사오니, 대왕께옵서는 궁녀 여덟 사람을 보시하옵소서.」

「그러하십니까? 드리고말고요. 적당한 사람을 선택해서 드릴 터이니 데리고 가십시오.」

대왕은 곧 단정한 궁녀 여덟을 데리고 와서 비구에게 소개하며 말씀하시기를,

「너희들은 이 스님을 따라가서 성인의 지도를 받거라.」

하고, 기쁜 마음으로 비구에게 인사를 하셨다.

「고맙습니다, 대왕이시여. 기쁜 마음으로 궁녀들을 허락하시니, 더할 감사의 말이 없습니다.」

비구는 궁녀들을 데리고 왕궁을 떠나 여러 날 만에 임정사에

이르러서, 기다리고 계시던 광유성인에게 다녀왔다는 인사를 올렸다.

광유성인은 데리고 온 궁녀들을 보고 기쁜 마음으로 흡족하게 생각하시며, 물동이를 내어주면서 말하였다.

「너희들이 왕궁에서 귀하게 있던 몸으로 갑자기 이곳에 와서 일을 하기는 어려울 것이지마는, 이 물동이를 가지고 이 아래에 내려가면 전단샘이 있으니 물을 길어오너라.」

여덟 궁녀들은 대답하고 전단샘으로 갔다. 이때에 승열비구는 이들을 따라가서, 연약한 몸으로 물을 긷는 것이 안타까워서 위로의 말을 하였다.

「세계는 성주괴공成住壞空이 있고, 마음에는 생주이멸生住異滅이 있으며, 몸에는 생노병사生老病死가 있어 이 세상 모든 물건은 필경에 없어지는 것이며, 우리의 아름다운 몸도 오래 가지 않아 검은 머리털은 파뿌리처럼 희어지고, 튼튼하고 곱던 이 몸도 북망산에 한줌의 흙덩이가 될 것입니다. 우리는 다행히 속세를 버리고 거룩한 성인의 도량에 와서 좋은 법을 배우고 닦게 되었으니, 이 어찌 전생의 인연이 아니겠습니까? 이렇게 생각하시고 괴로워하지 마소서.」

승열비구의 말대로 궁녀들은 도를 닦게 된 것을 다행으로 생각하며 마음을 착실히 갖고 불법을 부지런히 닦았다.

그로부터 삼년이 지난 어느 날, 광유성인은 승열비구를 보고 명하였다.

「이번에는 사라수대왕을 청하여 직접 찻물 긷는 감독을 맡아달라고 하여라.」

승열비구는 광유성인의 말씀을 듣고, 서천국을 향해 가벼운 행장을 차리고 수십여 일 만에 서천국에 도착하여, 대왕을 찾아뵈었다.

「대왕님, 그동안 안녕히 계셨습니까?」

「그때에 무사히 가셨습니까? 이렇게 또 잊지 않고 오시기에 얼마나 고생이 되셨습니까?」

「아니올시다. 먼젓번도 대왕님의 덕을 입어 무사히 갔사오며, 이번에도 대왕님의 덕으로 잘 왔습니다. 그런데 이번에 오게 된 것은 말씀드리기 황송하오나, 대왕님을 모셔다가 임정사의 찻물 긷는 감독을 맡아달라는 광유성인의 명을 받고 소승이 왔사온데 대왕님께옵서는 어떠하신지요?」

대왕은 이 말을 듣고 기쁘고 반가운 빛을 보이면서도 한편으로 슬픈 기색을 띠더니, 눈물을 흘리며 묵묵히 앉아 있었다. 이때 원앙부인이 대왕의 얼굴을 보고 깜짝 놀라면서,

「대왕께옵서는 무슨 연유로 손님이 오셨는데, 그렇게 심히 우려를 하시며 슬퍼하십니까?」

「여보! 다른 일이 아니오. 범마라국에서 오신 대사님이 나를 데려다가 찻물 긷는 감독을 시키시겠다고 하시는구려. 마음이야 반갑지마는 현재 모여 사는 408명의 부인들과는 다 인연이 깊고 금생에도 애정이 깊이 들었는데, 갑자기 이별하고 가려 하니 어찌

섭섭하지 않겠소? 더욱이 당신을 버리고 갈 것을 생각하니….」

원앙부인은 이 말씀을 듣고 눈앞이 캄캄하여, 원앙부인도 대왕을 모시고 따라가겠다는 결심을 하였다.

「대사님, 비록 천한 몸이오나 저도 대왕님을 모시고 같이 갈 수는 없겠습니까?」

「네, 좋습니다. 전번에 데려간 여덟 궁녀도 여인의 몸(女身)으로 성인의 도를 행하게 되었는데, 너무 염려치 마시고 같이 갑시다. 얼굴과 몸은 남녀가 다를지라도 마음은 남녀의 상이 없는 것입니다.」

원앙부인은 이 말을 듣고 기뻐하면서,

「소원대로 되었구나!」

하며 감탄하니, 대왕도 기뻐하시면서 원앙부인에게 길 떠날 채비를 재촉하였다.

대왕과 원앙부인은 정들었던 왕궁과 국토를 뒤로 하고, 비구를 따라 범마라국을 향하여 떠났다.

멀고 먼 길을 여러 날 가다가 산수山水가 좋은 죽림국의 끝없는 들판에 이르자 날이 저물었다. 잿빛 같은 황혼 속에서 온갖 벌레가 슬피 울어 집 떠난 나그네의 고달픈 가슴을 슬프게 하였다.

그들은 쓸쓸한 들판 한구석 우거진 수풀 속에서 밤을 지냈다. 세상에 부족한 것이 없이 권리와 지위가 높았으며 온갖 행복을 누렸던 임금의 몸으로 험악한 산속에서 짐승과 같이 밤을 새면서도 싫은 마음 없이 깨끗한 도인이 행할 바라고 생각하며 즐거운 마음으로 밤을 새웠다.

다음날 길을 떠나려고 하자 원앙부인은 피곤한 기색을 보이며 대왕에게 애절하게 하소연 하였다.

「대왕님과 스님은 튼튼한 남자의 몸이라 먼 길을 걸어오셔도 피곤함을 모르시지만, 저는 연약한 여자의 몸입니다. 궁중에서 걸어보지도 못한데다가 만삭이 되어 더 걸어갈 수가 없습니다. 이 근처에 인가가 있거든 저의 몸을 팔아서 그 값을 받아 성인 앞에 올리고 저의 이름으로 축원하여 주옵소서. 그 인연으로 내생에는 좋은 몸을 얻어 성인을 친견하도록 하겠습니다.」

「사정을 들어보니 딱하기가 한량이 없구려. 일이 이렇게 된 이상 당신의 뜻을 받아들일 수밖에 없구려.」
하며 대왕은 슬픔을 참고 승열비구의 의견을 물었다.

「글쎄요. 제가 보기에도 대단히 괴로워 보입니다. 이 근처에 자현장자가 있다 하니 찾아보도록 합시다.」

대왕은 비구와 같이 인가를 찾아 큰 문 앞에 이르렀다.

「우리는 길 가던 사람인데 자현장자를 뵈올 일이 있어 찾아왔으니 당신이 장자에게 말씀해 주시오.」

장자의 하인은 의심하는 눈빛으로 안으로 들어갔다. 조금 있다가 장자가 와서 물었다.

「어디서 오신 손님이십니까?」

「네, 우리는 서천국에 살다가 범마라국으로 가는 길인데, 이 여자는 나의 부인으로 같이 가다가 먼 길을 걷지 못함으로, 장자님

댁에 팔고 가려고 들어왔습니다.」

「그러면 몸값이 얼마입니까?」

자현장자가 물었다. 대왕은 사랑하던 부인을 남의 집 종으로 팔려고 하니 기가 막혀서 고개를 숙이고 말이 없었다. 원앙부인은 이 눈치를 알고 얼른 말을 받았다.

「아뢰옵기 황송하오나 내 값은 내가 알고 있습니다. 내 몸값이 진금 이천 근이요, 나의 뱃속에 들어있는 아이의 몸값이 진금 이천 근이니, 합하면 진금 사천 근이올시다.」

자현장자는 진금 사천 근을 대왕에게 주면서 말하였다.

「오늘은 날이 저물었고 손님들도 피곤할 터이니 우리 집에서 쉬시고 내일 가십시오.」

세 사람은 한 방에 모여서 이별할 것을 생각하고 서로 눈물을 흘리며 위로하고 위로받으면서 슬픈 마음을 견디지 못해 한 잠도 이루지 못하고 밤을 꼬박 새웠다. 대왕과 비구가 조반을 마친 후 장자에게 인사를 마치고 길을 떠나자 원앙부인은 슬픔을 참지 못하고 솟아오르는 눈물을 흘리며 멀리 따라 나와서 울음 섞인 목소리로,

「대왕님과 대사님을 제가 이 자리에서 이별하면 언제나 만나 뵙겠습니까? 이제는 꿈속에서나 만날는지 모르오나, 일생에 또 만나서 같이 살지는 못할 터이니 이 길이 마지막 길인 듯하옵니다.」

하였다. 대왕은 눈물만 뚝뚝 흘리며 발길을 돌이키지 못하였다.

비구는 이 광경을 보고 대왕과 부인을 위안시키기 위하여 무상한 법문을 일러주었다.

「너무 섭섭하게 생각하지 마십시오. 우리 인생은 누구나 태어나면 죽고 만나면 이별하는 것을 면할 수 없는 법입니다. 모든 일이 인연으로 쫓아 일어났다가 인연으로 쫓아 멸하는 것이니, 여기서 이별하는 것이 나중에 반갑게 만날 인연이 될 것입니다.」

대왕은 이 말을 듣고,

「여보 원앙부인, 그만 들어가시오. 아무리 해도 같이 가지는 못할 터이니….」

하며 말을 채 마치지 못하였고, 원앙부인은 대왕의 말을 듣고 슬픔을 참으며 눈물을 닦고 한 손으로 대왕의 팔을 잡으면서,

「대왕님, 존귀하옵신 몸이 황실에 계실 때에는 배고프실 때도, 추우실 때도, 괴로우실 때도, 슬플 때도 없으셨는데, 이제부터 부귀와 영화를 떠나서 한갓 길손의 몸이 되시고 험악한 산간에서 가엾게 늙으실 몸이 되었습니다. 이제는 배고프실 때도, 추우실 때도, 괴롭고 슬플 때도 많으실 것이니 모든 괴로움을 막으시려면 이 왕생게往生偈를 지송持誦하십시오.」

하고 소매 속에서 종이봉투를 내어 공손히 왕에게 올렸다.

게왈(偈曰)

원왕생원왕생 　원재미타회중좌 　수집향화상공양
願往生願往生 　願在彌陀會中座 　手執香花常供養

가고지고 가고지고
향화를 손에 들고 미타성전에 가고지고

원왕생원왕생 　왕생극락견미타 　획몽마정수기별
願往生願往生 　往生極樂見彌陀 　獲蒙摩頂援記別

가고지고 가고지고
극락세계 어서 가서 미타수기 받고지고

원왕생원왕생 　왕생화장연화계 　자타일시성불도
願往生願往生 　往生華藏蓮花界 　自他一時成佛道

가고지고 가고지고
연꽃나라에 빨리 태어나 자타 함께 부처되세.

원앙부인은 왕생게를 전한 뒤에 간곡히 부탁하였다.

「이 왕생게를 항상 외우시고 지니시면, 배고플 때에 밥이 생기고 추우실 때에 옷도 생길 터이니 잊지 마시고 외우십시오.」

「부인이 그처럼 부탁하는 것이니 꼭 외우겠소.」

「그런데 한 가지 잊었습니다. 세상에는 무슨 물건이든지 이름이 있는데, 저의 뱃속에 들어있는 아이가 곧 세상에 나올 터이니 대왕님이 이름 하나 지어주십시오.」

「아참 ! 그렇구려. 그러나 내가 들으니 부모가 함께 있지 못한 아이는 세상에 나서 어진 일을 본받지 못하고 도리어 부모의 명예를 더럽힌다고 하니, 아이를 순산한 후 즉시 묻어 버리는 것이 좋을 듯하오.」

「그 말씀이 지당하오나, 어찌 산목숨을 그럴 수가 있습니까? 대왕님도 이별하고 아이조차 묻어버리면 고독한 이 몸이 쓸쓸한 이 세상에서 누구를 믿고 살겠습니까?」

대왕은 원앙부인의 간곡하고 불쌍한 사정을 살펴서 말하기를,

「당신의 뜻이 그러시다면 여아를 낳거든 효양孝養이라 하고, 남아를 낳거든 안락국安樂國이라 부르시오.」
하고 대왕과 비구는 발걸음을 옮기었다.

원앙부인은 두 사람의 그림자가 사라질 때까지 바라보고 서 있다가 자현장자의 집으로 돌아설 때에, 천지가 아득하고 가슴은 불이 타는 듯이 아팠다.

행하기 어려운 일은 바른 법이요, 알 수 없는 것은 인생의 운명이었다. 일국의 황후로 있던 원앙부인이 보잘 것 없는 백성의 집에서 종의 몸이 될 줄이야 누가 꿈엔들 생각하였겠는가.

대왕과 비구는 임정사에 도착하여 광유성인을 뵈옵게 되었다.

성인은 대왕을 보고 말하기를,

「존귀한 임금을 오시라고 하여 미안하오나 선도를 닦고 내세에

좋은 인과를 얻으려면 고행을 하여야 되는 것이니, 대왕은 괴롭게 생각마시고 비구들과 같이 수행을 하고 물을 긷는 감독을 하면서 계셔 보시오.」

하고 물동이를 내어주면서 전단샘에 나아가 물을 길어오라고 하였다.

대왕이 물동이를 받아 들고 전단샘에 가보니 삼년 전에 궁궐에서 데려간 여덟 궁녀가 물을 긷고 있었다.

「반갑네, 이 사람들! 그 동안에 잘 있었는가?」

여덟 궁녀는 깜짝 놀라며 공손하게 인사를 드렸다.

「대왕님이시여, 어찌 원앙부인과 함께 오시지 않으셨습니까?」

「본래는 같이 오려고 떠났으나 오다가 발병이 나고 몸이 괴로워서 오지 못하고, 죽림국 자현장자의 집에 노비로 팔고 왔다네.」

여덟 궁녀들은 깜짝 놀랐다.

「아무리 병이 생겨도 황후전하를 어찌 남의 집 종으로 둘 수가 있습니까? 하늘이 진동하고 땅이 울 일입니다.」

대왕은 원앙부인에게 받아온 왕생게를 외우고 여덟 궁녀들에게도 가르쳐 주어 자나 깨나 왕생게만 외우면서 샘물을 긷고 바른 법 닦기를 부지런히 하였다.

한편 원앙부인은 자현장자의 빈 방안에서 달빛을 바라보고 한숨을 쉬며 영화롭던 지난날과 괴로운 현재를 생각할 때에 두 눈에서 뜨거운 눈물이 쉴 새 없이 흐르고 좁은 가슴이 터질 듯이 아팠다. 동산에서 우는 새소리는 슬픔을 자아내게 하고 무정한 기러기는 한 많은 심정을 뒤집어 놓았다.

뜻 없이 흘러가는 세월은 빨라 원앙부인은 옥동자를 순산하였고 이름은 대왕께서 지어준 대로 안락국이라 하였다. 그때 자현 장자는 아이를 순산하였다는 말을 듣고 찾아와서 아이의 얼굴을 보고 점을 치더니,

「이 아이가 나이 칠팔 세만 되면 내 집에 있지 아니하겠네.」
하며 좋지 않은 얼굴빛을 띠었다.

세월은 덧없이 흘러 어언간 안락국의 나이 일곱 살이 되는 봄이었다. 사람은 커갈수록 알고 싶은 것이 많아지듯, 안락국의 가슴에도 아버지를 찾는 마음이 생기게 되었다.

「어머니, 우리 아버지는 어디에 계십니까?」

「애야, 이 집 장자 어른이 너의 아버지이시다.」

「아닙니다. 이 집 장자 어른은 나의 아버지가 아닙니다. 정말 아버지는 어디에 계십니까? 일찍이 이 세상을 떠나셨다면 산소라도 있을 터인데, 그렇지 않으시니 어디에 계십니까?」

원앙부인은 가슴에서 피가 끓어오르며 가라앉았던 설움이 복받쳐 치마끈으로 흐르는 눈물을 닦고, 긴 한숨을 쉬면서 울음 섞인 말소리로 지나간 일을 이야기하였다.

「애야 안락국아, 너의 아버지는 본래 서천국의 사라수대왕이라는 임금이셨는데, 7년 전에 범마라국 임정사의 큰 성인에게 물 긷는 감독으로 가시면서 나와 함께 가다가 나는 몸이 약해서 따라가지 못하고 여기 장자의 집에 종으로 있게 되고 너의 아버지는

임정사로 가셨단다. 그런데 그 뒤로 소식을 알 길이 없게 되었으니, 낸들 아버지 계신 곳을 어떻게 알겠니? 너도 그렇게 알아라.」

「소자가 아버님을 찾아뵈옵고 올 터이니 허락하여 주십시오.」

「아니다. 너는 가지 못한다. 낯설고 험한 길을 너 혼자서는 가지 못할 뿐 아니라, 너를 처음 낳았을 때에 이 집 장자님이 네 얼굴을 보시고 네가 일곱 살만 먹으면 이 집에 있지 않겠다고 하셨는데 네가 떠나면 나는 이 집 장자에게 벌책을 당하게 된다. 그러니 가지 말도록 하여라.」

「어머니는 별 것을 다 걱정하십니다. 아들이 아버지를 찾아가는 것을 허락하신 어머니가 무슨 죄가 있다고 벌책을 당하겠습니까? 만일 어머니께서 소자를 보내지 않는다면, 소자는 어머니 모르시게 가겠습니다.」

원앙부인은 자식이 아버지를 몰라서야 되겠느냐 하는 생각으로 그만 허락을 하니 안락국은 기쁜 마음으로 밤을 기다렸다. 이윽고 우주만상은 잠들고 창연한 별빛만 깊어가는 고요한 밤에 안락국은 아무도 몰래 담을 넘어서 달아나다가 불행하게도 하인들에게 붙들리고 말았다. 그는 장자에게 끌려가서 무수한 욕을 당하고 또 달아나지 못하게 하기 위하여 이마에다가 바늘로 찌르고 먹물을 넣어서 온통 검게 만들었다. 안락국은 울면서 어머니가 있는 곳으로 달려왔다.

「어머니, 저 죽겠습니다. 이 이마를 보십시오. 어서 물로 씻어 주십시오.」

원앙부인은 아들을 보내고 어린 것이 누구에게 들켜 봉변이나 당하지 않을까? 어디까지나 갔을까? 하는 생각으로 가슴을 조이고 있던 차에 이 소리를 듣고 깜짝 놀랐다.

「아이고, 웬일이냐? 울지 말고 들어오너라. 이 어린 것이 무슨 죄가 있다고. 모두 이 어미의 죄로구나. 가엾고 불쌍하구나. 안락국아, 울지 말아라.」

원앙부인은 눈물을 두 손으로 번갈아 닦으며 아픈 가슴을 움켜쥐고 아들의 마음을 달래 보았다. 그러나 안락국은 굳은 결심을 굽히지 않고 다시 떠나가려고 하였다. 원앙부인은 어찌할 수 없어 주머니 속에서 왕생게를 꺼내주며,

「네가 이것을 가지고 외우면서 가면 일체 마장과 악한 일이 없어지고 무엇이든지 마음먹은 대로 될 것이니, 이것을 가지고 외우면서 가거라.」

하였다.

안락국은 왕생게를 받아서 공손히 절하고 그 길로 떠나 여러 날을 걸어서 커다란 강을 만났다. 강을 건너려고 사방을 살펴보아도 배가 없었다. 그런데 강가에 서서 왕생게를 외웠더니 물 가운데로부터 조각배 한 척이 다가오는지라, 그 배를 타고 하늘을 우러르며 빌었다.

「신이시여, 비옵나니 굽어 살펴 주옵소서. 아비 잃은 아들이 아버지를 찾아가오니 순풍을 불어 주시어 어린 몸이 무사히 건너가게 하여 주옵소서.」

안락국이 다시 빌고, 다시 왕생게를 외우며 지성을 다하였더니 하늘도 감동하였는지 아무 탈 없이 저 편 언덕에 이르게 되었다.

얼마 동안을 걸어서 한 곳에 당도하니 바람이 부는 대로 수풀을 따라서 이상한 소리가 나는데,

동풍취즉　　풍성발심　　나무아미타불
東風吹則　　風聲發心　　南無阿彌陀佛

동풍이 불어오니 바람소리에 발심하여 나무아미타불

남풍취즉　　섭화중생　　나무아미타불
南風吹則　　攝化衆生　　南無阿彌陀佛

남풍이 불어오니 모든 중생 교화하세 나무아미타불

서풍취즉　　도진칭념중생　　나무아미타불
西風吹則　　渡盡稱念衆生　　南無阿彌陀佛

서풍이 불어오니 모든 중생 제도하고 부처님을 생각하세
나무아미타불

북풍취즉　　수의왕생　　나무아미타불
北風吹則　　隨意往生　　南無阿彌陀佛

북풍이 불어오니 뜻대로 극락가세 나무아미타불

태자는 세상에 난 후 처음 듣는 소리라 한참을 듣다가 다시 길을 떠나 임정사 동구에 도착하였을 때, 여덟 궁녀가 물동이를 이고 전단샘으로 나오면서 아름다운 목소리로 왕생게를 외우는 소리를 듣고 반가워서 물었다.

「여보시요, 당신네들이 외우는 왕생게는 누구에게 배워 들으신 것입니까?」

「이 왕생게는 서천국 사라수대왕의 황후 되시는 원앙부인께서 대왕을 위하여 이 왕생게를 일러드린 것인데, 우리들은 대왕님에게 배워 이렇게 외우게 되었습니다. 우리들은 사라수대왕의 궁녀들이었는데 여기 와서 찻물을 긷고 있답니다.」

태자는 그 말을 들으니 자기 부모의 이야기라, 평생에 뵈옵기를 소원하던 아버지의 얼굴을 뵙게 되었구나 하고 기뻐하며 그들에게 물었다.

「여보시오, 대왕님은 지금 어디 계십니까?」

「네, 임정사에 계십니다. 하오나 곧 이곳에 오실 것입니다.」

안락국태자는 반갑고 기뻐서 대왕이 오신다는 그 길을 향하여 가는데 대왕이 천천히 걸어 나왔다. 안락국은 대뜸 저 어른이 아버지로구나 생각하자 반갑고 슬퍼서 넘쳐흐르는 감회를 참지 못하여 대왕의 다리를 붙들고 흐느껴 울었다.

「아버지, 소자는 오늘에야 아버지의 옥안을 대하며 아버지라고 불러보게 되었습니다.」

대왕은 깜짝 놀라면서 물었다.

「너는 웬 아이냐? 울지 말고 말하여라. 세상에는 나를 아버지라고 부를 사람이 없는데….」

태자는 눈물을 거두고,

「네, 저는 죽림국 자현장자의 집에 종으로 있는 원앙부인의 아들이온데, 이름은 안락국이라 하옵니다.」

라고 답하고, 그는 왕생게를 외우면서 대왕의 허리를 붙들고 다시 울기 시작하였다. 대왕은 그제서야 자기 아들인 줄을 알고 안락국을 끌어안으면서,

「그렇다면 나는 분명히 너의 아버지고, 너는 나의 아들이다. 그동안 네가 이렇게 자랐구나. 외로운 객지에서 너희 모자가 얼마나 고생을 하였으며 설움은 얼마나 많았느냐?」

「저희들이야 무슨 고생이 있겠습니까? 아버지께서 외로운 이 산중에서 얼마나 고생을 하셨습니까?」

「이것을 고생으로 생각한다면 처음부터 이곳에 왔겠느냐? 어지러운 세상에서 번뇌에 시달려 바른 법을 배우지 못하고 끝없는 악도에서 헤매는 것을 보면 한량없이 불쌍하게 보인단다. 나는 이것이 가장 행복한 생활이라고 생각하며 도 닦는 사람이 할 일이라고 생각하지만, 너희 모자는 나 때문에 말할 수 없는 고생을 하였으니 이 어찌 잊을 수 있겠느냐? 그러나 인연법이니 어찌 하겠느냐?」

이 세상에 부자는 천륜으로 이루어진 것인지라, 잃었던 아버지를 만나고 뱃속에 든 것을 이름만 지어주고 떠났던 아들을 만나

보게 되었으니 이루 말할 수 없이 반갑고 기뻤다. 그러나 대왕의 마음에는 원앙부인이 아들조차 보내고 얼마나 고적할까, 얼마나 아들을 보고 싶어 하겠는가? 하는 생각이 떠올랐다.

「내 아들 안락국아, 너는 이제 나를 보았으나 내 걱정은 말고 돌아가서 외로운 어머니를 모셔라. 얘야, 나는 너의 모친과 이별할 때 부처를 이루지 못하면 서로 만나지 말자고 약속을 하였는데, 내 아직 부처가 되지 못하였으니 어찌 만나러 가겠느냐?」

「아버지, 동서가 수백 리요 남북이 아득한데, 가는 길에는 인가도 없고 산 높고 물은 깊은데 어찌 소자 혼자만 가라고 하십니까?」

「안락국아, 아버지를 위해 오고 어머니를 위해 가는 데는 일체 선신이 옹호하는 것이니, 염려 말고 어서 가거라.」

안락국도 아버지의 말씀에 종으로 있는 어머니를 빨리 가서 모셔야 되겠다는 생각으로 눈물을 닦으면서,

「그럼, 소자는 이만 가겠습니다.」

눈물 어린 소리로 하직을 할 때에, 아무리 세상의 무상을 깨치고 출세 장부의 넓은 마음이라 할지라도 어찌 자식을 사랑하는 마음이 없을 것이며, 멀고 먼 길에 혼자 보내는 그 심정이 애처롭지 않을 수 있겠는가. 아버지도 눈물을 머금고,

「내 아들아, 기특하다. 어린 것이 그 먼 길에 혼자 어이 갈꼬. 그러나 염려 말고 가거라. 내가 여기서 성인전에 축원하고 부처님께 빌어주마.」

하고 복받치는 심정을 참았다.

하늘의 도움인가? 효성의 지극함인가? 태자는 오던 그 길을 돌아 그 강물에서 다시 배를 타고 순풍을 만나 무사히 강을 건너가는데, 들판에서 초동들의 노래가 몹시 구슬프고 처량하게 들려왔다.

가련하다	안락국아	불쌍하다	안락국아
전생차생	무슨죄로	아비찾아	갔던길에
어미마저	잃었구나	악독할손	자현장자
인간세상	못볼세라	그게무슨	큰죄라고
죽이어서	세토막을	불쌍하고	가련하다

태자는 노랫소리를 들으니 자기의 말인 듯싶어 초동의 곁으로 가서 물었다.

「그 노래는 무슨 노래이며 어떤 뜻인가?」

「이 노래는 이 나라 자현장자 집에 원앙부인이라는 종이 있었는데 아들의 이름은 안락국이라 하였다네. 안락국이 아버지 없는 것을 어머니에게 물으니, 범마라국 임정사라는 절에 중이 되어 갔다고 대답하여 안락국은 그 아버지를 찾아갖는데, 자현장자는 원앙부인을 보고 「네 아들이 어째서 달아났느냐?」고 물은즉, 원앙부인은 「아들이 아비가 보고파서 아비에게 찾아갔다.」고 하였다네.

장자는 노발대발 성이 나 부인을 보리수나무 아래서 칼로 몸을 세 토막 내어 죽여 버렸다네. 우리는 남의 일이지만 하도 원통하고 슬퍼서 노래를 지어 부르는 것일세.」

안락국은 구슬 같은 눈물을 흘리며 황급히 보리수 아래로 달려가 보니, 어머니의 몸은 붉은 피를 흘리며 세 토막이 되어 있었다. 안락국태자는 정신없이 흐느끼며 울다가 겨우 일어나서, 세 토막 시체를 차례로 주워 모아 한데 붙여놓고 그 옆에 엎드려서 대성통곡하니, 무심한 하늘도 감동을 하였는지 우레 같은 소리를 내고 땅이 흔들렸으며 비가 쏟아지기 시작했다.

시체 위에서 울던 안락국은 울음을 진정하고 두 손을 공손히 합장한 채 서쪽 하늘을 향해 게송을 외웠다.

원아임욕명종시　　진제일체제장애
願我臨欲命終時　　盡除一切諸障碍

원하노니 이 목숨이 다할 때에 모든 장애가 없어지이다.

면견피불아미타　　즉득왕생안락찰
面見彼佛阿彌陀　　卽得往生安樂剎

아미타불 친견하고 안락국토에 즉시 태어나지이다.

게송을 외우고 하늘을 우러러 탄식하니 서쪽에서 오색구름이 일어나고 그 구름 속에서 갖은 풍악소리가 들려오더니, 금색광명이 비치며 그 가운데는 극락세계 사십팔원 연꽃이 뜨고 모든 보살들이 향과 꽃을 갖추어 노래를 부르며 안락국에게 말하였다.

「태자여, 울지 말고 진정하라. 본래 이 몸은 보잘 것 없는 거짓으로 생겨난 몸이라, 백 년도 못가서 한줌의 흙덩어리가 되고, 숨을 내어쉬었다가 다시 들이쉬지 못하면 끝나는 인생이다. 이 세상의 모든 것은 하나도 실체가 없는 허망한 물건이다. 무량한 만금의 부자도 왕후장상의 권리도 목숨 하나 떨어지면 소용없는 것이다. 슬퍼 생각하지 말고 어서 이 배에 오르라. 당신의 부모님은 벌써 극락세계에 태어나 정각을 성취하여 구품연화에서 안락한 생활을 하고 계시면서 태자가 오는 길을 모를까 하여 우리들을 마중 보냈으니 이 배에 오르라.」

안락국은 그 말을 듣고 왕생게를 외우면서 반야용선에 올라타니, 순풍이 불어 둥실둥실 갖은 풍악소리에 극락장엄이 완연하였다. 태자는 그대로 극락세계에 왕생하게 되었다.

그때 광유성인은 곧 석가모니불이시고, 사라수대왕은 아미타불이시며, 원앙부인은 관세음보살이시고, 안락국은 대세지보살이시며, 승열비구는 문수보살이시고, 여덟 궁녀는 팔대 보살이시며, 자현장자는 부처님을 해롭게 한 제바달다였다. 그리고 오백 제자는 오백 나한이시었다. 이것은 모든 불보살들이 화현하시어 중생들을 교화하시는 방편으로 나타낸 것이다.

부처님의 인과법문을 들은 대중은 기뻐하면서 신심을 더욱 돈독하게 하였다.

〈방등경〉

장수왕의 자비

부처님께서는 시중에 들어가 탁발을 마치고 기원정사로 돌아와서 대중을 불러 놓고 이야기하셨다.

옛날에 중인도에 있는 큰 나라인 쿠살라국에 장수왕이 있었는데 그 아들 태자는 장생이라고 불렀다. 장수왕은 마음이 인자하고 뜻이 깊어 백성에게 보시하기를 좋아하였다.

나라는 밤낮으로 사대문을 열어놓고, 백성은 울타리와 담장이 없이 살았는데 이것은 다 장수왕의 선정과 덕화에 감화된 것이었다.

그러나 이와 반대로 가사가국의 임금인 범예왕은 악독하기 짝이 없고 거칠기가 비할 데가 없는지라, 그 나라의 백성들은 살수가 없어서 항상 범예왕을 원망하고 장수왕의 나라를 부러워하였다.

그즈음 범예왕은 자기의 가까운 신하를 불러놓고 물었다.

「장수왕은 나라가 부하고 마음이 인자하나 군사는 부실하다고 하니 이 틈을 타서 장수왕의 나라를 침략하는 것이 어떠하겠느냐?」

신하들은 왕의 말을 거역하연 죽게 됨을 알고,

「네, 이때에 쳐들어가면 국가의 대업을 이룰 것이옵니다.」
라고 답하였다.

범예왕은 곧 대군을 거느리고 도원수의 장군이 되어서 장수왕의 나라 쿠살라국을 향하여 쳐들어갔다. 쿠살라국의 국민들은 장수왕에게 범예왕의 무도한 전쟁을 공박하고 즉시 국가의 관병과 민간의 의용병을 일으켜 장수왕에게 친히 도원수의 장군이 되어서 응전하기를 청하였으나, 자비가 깊은 장수왕은 여러 신하를 불러놓고 말하기를,

「나는 전쟁은 하기 싫다. 범예왕이 나의 지위를 뺏고자 함이니 나라와 백성과 재물 등 모든 것을 범예왕에게 물려주고자 한다. 내가 법예왕과 싸운다면 죄 없는 백성들은 죽고, 국토는 황폐하게 되며, 재보는 탕진되고 말 것이다. 백성을 사랑하는 마음이 깊을수록 나의 행복을 희생하고, 싸우기 전에 나의 모든 것을 법예왕에게 양보하리라.」

「대왕이시여, 그런 말씀 마시고 병정을 출동시키소서. 우리는 전쟁에 대하여 충분한 지식을 가지고 있으니 우리나라 국민들은 적병을 무찌를 자신이 있습니다.」

신하들은 모두 이구동성으로 간청하였으나 자비심이 깊은 장수왕은 받아들이지 않았다.

「우리나라가 손해 없이 이길지라도 적군의 살상이 많을 것이 아닌가? 우리나라 백성이나 적국의 백성이나 목숨은 같은 것이니 자기만을 사랑하고 남을 해치려 함은 성인군자의 취할 바가 아니니라.」

장수왕은 전쟁을 거절하였으나 분한 생각에 피가 끓는 신하들은 대왕을 궁중에 계시게 하고 대군을 발동시켜 적군에게 맹렬한

공격을 시작하였다. 궁중에 남아있던 대왕은 어찌하면 이 전쟁을 그치게 할까 생각하던 끝에, 왕위를 버리고 산중으로 들어가는 수밖에 없다고 생각하여 나이 어린 장생태자를 불러 이르기를,

「대신들은 나의 말을 듣지 않고 전쟁을 하게 되었으니 전쟁으로 인하여 무수한 살상이 나고 있다. 그것이 너와 나 두 사람을 위함이니, 우리 두 사람은 하루바삐 산으로 들어가자.」

어린 태자는 눈물을 흘리며 부왕과 같이 몸을 변장하고 산중으로 들어가 자취를 숨겼다.

장수왕이 궁중을 버렸다는 소식이 전쟁터에 전하여지자, 임금을 위하여 충성스럽게 싸우던 대신과 장수들은 맥이 풀리고 마음이 어지러워 싸울 수가 없었다.

그렇게 하여 범예왕이 쿠살라국의 임금을 겸하니, 세력과 위엄이 하늘을 찌르게 되었으나 장수왕이 마음에 걸리어,

「누구든지 장수왕의 머리를 베어오는 자가 있으면 큰 벼슬과 황금을 상으로 주리라.」
하고 영을 내렸다.

어느 날 장수왕이 세상에 내려와 본즉, 장수왕의 머리를 얻으러 다니는 자가 많다는 것을 알았다.

장수왕이 길을 가다가 나무그늘 밑에서 쉬고 있었는데, 늙고 가난한 바라문과 함께 쉬게 되었다. 적막한 곳에서 단 두 사람만이 만나 통성명을 하였다.

장수왕은 가련한 늙은 바라문을 불쌍히 여기고 물었다.

「나는 이 나라의 사람입니다. 당신은 어느 곳에서 어느 곳으로 가시는 길입니까?」

「나는 먼 곳에 있는 가난한 바라문입니다. 이 쿠살라국의 장수왕이 보시하기를 좋아한다는 말을 듣고 왕에게 청하여 이 극심한 생활고를 면하고자 장수왕을 찾아가는 길입니다. 그런데 우리 같은 사람이 장수왕을 만날 수 있을지 안심이 되지 않습니다.」

바라문은 이와 같이 희망과 불안한 마음을 털어놓았다. 자비심이 많은 장수왕은 이 말을 듣고 아무 말 없이 한참이나 무엇을 생각하고 있다가,

「당신이 그렇게 성심으로 찾아가는 장수왕은 바로 이 자리에 있는 이 사람입니다. 나는 이 나라의 국왕이었으나 다른 나라 임금에게 나라를 빼앗기고 지금 이렇게 산으로 숨어 다니면서 세월을 보내는 망명객이 되었소. 당신이 보다시피 내게는 한 푼도 없구려. 당신의 말을 듣건대, 당신은 나를 바라고 멀리 찾아 오셨는데 내가 이렇게 되었으니 당신을 만족히 하여줄 것이 없소.」

장수왕은 말을 마치고 목을 놓고 울었다. 바라문도 감격하여 왕 앞에 꿇어 앉아 장수왕을 동정하며 가슴이 터지도록 대성통곡을 하였다.

한참 있다가 장수왕이 바라문을 보고 말하였다.

「내가 듣자하니, 새로 들어선 임금이 천하에 영을 내려 누구든지 장수왕의 목을 베어오면 높은 벼슬과 황금으로 상금을 준다 하니, 내 머리를 당신에게 보시하려 합니다.」

바라문은 손을 내저으며 말했다.

「대왕께서 아무리 머리를 베라고 하시더라도 당치 않으신 말씀입니다. 내가 대왕의 자비와 덕을 듣고 구걸하려고 왔으나, 대왕의 머리를 베어서 나의 여명을 이으려고는 꿈에도 생각지 않습니다. 모두가 내가 덕이 없어서 그런 것이오니 누구를 원망하겠습니까?」

이렇게 말하고 바라문이 떠나려고 하자 장수왕은 바라문의 옷자락을 잡고 말하였다.

「인생이란 어느 때 죽을지 모르는 것입니다. 인생의 죽음은 시간도 알 수 없고 장소도 알 수 없습니다. 무상한 것이 인생이요, 허망한 것이 인생이라. 나는 언제 누구의 손에 붙들려서 목이 달아날지 모르는 피할 수 없는 운명을 가지고 있습니다. 평생에 듣지도 보지도 못한 악한 사람의 손에 죽는 것보다는 잠깐이라도 친했던 당신의 손에 죽는 것이 나의 행복이오니, 나의 목을 베어 훌륭한 상금을 받으시오. 나는 불원간에 죽을 목숨이라 조금도 두려울 것이 없으니 어서어서 나의 목을 베어서 돈과 바꾸어 쓰시오. 나 하나를 바라고 수만리를 찾아온 늙은 당신이 빈 손으로 돌아가시는 것을 내 눈으로 볼 수 없으니 아무 생각 마시고 나의 육신보시를 즐겁게 받으시기를 원하는 바입니다.」

이처럼 장수왕이 목이 메게 애원하며 말하므로 바라문은 뿌리치고 갈 수도 없어서 머리를 조아리며 말했다.

「대왕께서 아무리 말씀을 하시더라도 내 손으로 당신의 목을 벨 수는 없습니다. 용서하여 주십시오.」

「당신이 나의 목을 벨 수 없다는 것도 무리가 아닙니다. 그러면 좋은 묘안이 있습니다. 나를 묶어서 끌고 가 범예왕에게 바치는 것은 어려울 것이 없을 것이오. 그게 상책이니 그렇게 합시다.」

장수왕과 바라문은 쉬던 나무그늘을 떠나서 왕성으로 향하며 이야기도 하고 물도 나누어 마시며 천천히 걸어서 궁성의 사대문 밖까지 갔다. 바라문은 장수왕을 잡아왔다고 하였다. 범예왕은 장수왕을 옥에 가두고 바라문에게는 많은 금전과 높은 벼슬을 주기로 하였다. 바라문은 기쁜 빛과 슬픈 빛이 어우러진 이상한 얼굴빛으로 사람으로서는 할 수 없는 장수왕의 보시행에 탄복하였다.

범예왕은 다음날 아침, 장수왕을 끌고 성 안의 네거리로 나가 죽이려 하는데, 이 소식을 들은 장수왕의 신하들이 모여 나와서 범예왕에게 고하고 간절히 원하였다.

「장수왕은 대왕도 아시는 바와 같이 우리들이 모시던 임금이셨습니다. 죄도 없이 사형을 받게 되었으나 우리들은 범예왕을 원망하지 않으며 장수왕을 살려주십사 하는 것도 아닙니다. 다만 예전에 모시던 주군의 얼굴을 뵈옵고 고별인사라도 드리며 옛 선덕을 생각하여 마지막 술 한잔이라도 올리려 하오니, 이것을 허락하여 주시옵소서. 그리고 장수왕의 시체를 저희들에게 주셔서 저희들로 하여금 장사를 지내게 하여 주시기를 바랍니다. 부디 대왕께서 인자한 마음을 쓰시어 저희들의 숙원을 허락하여 주시옵소서. 이 숙원만 들어 주신다면 신들은 죽어도 여한이 없겠나이다.」

포악한 왕이지만 장수왕의 신하들에게 이 말을 듣고는 그것을 허락하였다.

장수왕의 옛 신하들은 좋은 의복과 맛있는 음식을 만들어서 자비하신 장수왕에게 올리며 하늘을 쳐다보고 장수왕의 억울함을 부르짖는 자도 있고 땅바닥을 두드리며 장수왕의 죽음을 슬퍼하여 우는 자도 있었다. 이렇게 부르짖는 슬픈 소리는 방방곡곡에 들려 깊은 산중에까지도 알려지게 되니 전국의 백성은 장수왕이 죄 없이 사형됨을 생각하고 울지 아니하는 자가 없었다. 산중에서 아버지의 안부를 알지 못하여 궁금하게 여기던 장생태자도 장수왕이 무참하게 사형을 당하게 된다는 소문을 들었다. 장생태자는 이 말을 듣고 너무도 놀라서 산으로 들어가 나무를 베어 걸머지고 나무 팔러 다니는 사람처럼 변장을 하였다. 그리고 그는 장수왕을 사형시키는 네거리로 가서 수천 명의 군중을 헤치고 아버지 앞에 서서 교수대에 묶여있는 아버지를 아무 말 없이 보고 있었다. 아버지의 초라한 형상을 보며 곧 참혹하고 무서운 형벌이 아버지에게 내려져 최후의 운명을 마칠 것을 생각하니 슬픔과 분함과 억울한 생각이 창자를 도려내는 것 같았다. 태자는 울지도 못하고 말도 못하며 무언 속에 애만 태웠다.

이때에 교수대에 서 있던 장수왕은 장생태자를 발견하였다. 그러나 장생태자보다 장수왕이 더욱 불안을 느낀 것은 자기가 죽은 뒤에 장생태자가 범예왕에게 복수할까 하는 것이었다. 철저한 무저항주의로 자기가 죄 없이 나라를 빼앗기고 사형까지 당하되 조금도 범예왕을 원망하는 마음이 없을 뿐더러 자기의 자식인 장생태자가 그를 해롭게 할까 마음에 걸려서 눈을 감고 죽을 수가 없었던 것이다. 그러나 장생태자를 앞에 불러놓고 내가 죽은 뒤에라도 원수를 갚지 말라는 말을 할 수는 없는 일이라, 생각다 못해 범예왕에게 말하여, 내가 이렇게 죽게 되니 이 세상에 유언이라도 한마디 하도록 허락하여 달라고 하였다. 범예왕이 허락하니 머리를 들어 하늘을 쳐다보면서,

「세상에서 임금의 말을 지키는 것은 신하의 도리요, 아버지의 가르침을 지키는 것이 자식의 도리다. 나는 원한을 품고 죽는 것이 아니고 기쁘게 죽는 것이니, 만일 나를 위하여 원수를 갚으려는 자가 있으면 그것은 내가 깨끗하게 죽는 것을 원한의 피로써 더럽히는 것이다. 원수는 원수의 끝을 이어서 영겁토록 끝날 날이 없을 것이다. 나를 위하여 누구를 살해하거나 때리거나 욕설을 하는 자는 이 나라를 위하는 것도 아니요, 백성을 위하는 것도 아니며, 나를 위하는 것도 아니니, 진실로 나를 위하며 이 나라의 백성을 위하거든 원수를 갚으려 하지 말라. 이것은 나의 최후의 유언이니 나의 신민은 나의 뜻을 봉행하라.」

장수왕은 태산이 무너질 만큼 우렁찬 소리로 세 번을 거듭 외쳤다. 장수왕이 이렇게 유언을 남기는 것은 자기의 아들인 장생태자에게 친히 유언한 말이었다. 장수왕의 유언이 끝나자 교수대

로부터 그를 끌어내려 참바로 결박하여 장작더미 위에 올려놓고 밑에서부터 불을 놓아 생화장을 시켰다.

국민들은 장수왕의 시체가 타서 없어지는 것을 차마 눈으로 볼 수 없었으므로, 범예왕에게 청하여 장수왕이 운명하자마자 시체를 꺼내서 백성들의 손으로 장례를 마쳤다.

장생태자는 부왕의 무참한 극형을 보고, 부왕이 자비로써 남겨놓은 유언을 복종할 것인가, 또는 참을 수 없는 원한을 갚을 것인가, 두 가지 문제로 여러 날 밤을 자지도 않고 가슴을 태우며 번민을 하다가, 부왕의 유언을 물리치고 원한을 풀기 위하여 곧 범예왕을 죽이는 복수를 계획하였다.

「우리 부왕은 성인이셨다. 다른 나라의 왕인 도적에게 자기 나라를 아까운 생각 없이 주어버리고 목숨까지 바치면서도 분한 마음을 갖지 않을 뿐 아니라 원수를 용서하라 하셨다. 그러나 나는 용서할 수 없다. 이 포악무도한 범예왕을 잡아 죽이는 것이 나의 사명이다. 나는 어떠한 수단과 방법을 써서라도 그를 죽여야겠다.」

장생태자는 산중에서 검술을 배우고 연구하여 품팔이하는 사람으로 변장하고 채소밭 가꾸는 법을 배우며, 큰 요리점에 들어가서 음식 만드는 법을 배워, 날마다 날마다 범예왕을 죽이려는 간접의 계획을 하였다. 모든 기술에 자신을 가진 장생태자는 품팔이꾼으로 변장하여 다시 서울로 올라가 범예왕이 가장 총애하는 대신의 집에서 경영하는 채소밭 일꾼으로 들어가 고용살이를 하게 되었다. 채소밭을 맡은 농원의 감독이 장생태자에게 모든 씨앗을 심으라 하고 이종을 내라 하면 장생태자는 그대로 무슨 일이든지 복종하였다. 그러던 중에 대신이 나와서 보고 감독에게 물었다.

「그전보다 밭을 잘 가꾸고 모든 채소가 잘 되었으니 무슨 까닭이냐?」

「네, 근자에 일꾼을 하나 두었더니 열심히 일을 잘 합니다.」

감독은 이와 같이 대답하였다.

「그것 참 귀여운 소년이로군. 생김새가 흙 파고 농사지을 녀석은 아닌데. 너 글 좀 배웠냐?」

「못 배웠습니다. 일찍이 부모를 잃고 농사일만 배웠습니다.」

대신은 장생을 귀엽게 여기고 집안으로 데리고 들어가 심부름이나 하게 하였다. 장생태자는 온순하게 일을 하는 동시에 부엌 일하는 여자 하인들과 친하게 지냈다. 장생태자는 부엌의 하녀에게 음식솜씨가 없다고 흉을 보고 음식 만드는 법을 설명하니, 여자들은 어느 날 일제히 태자에게 부엌일과 음식을 만들도록 하였다. 장생태자는 솜씨껏 음식을 잘하였다.

태자가 만든 음식을 맛본 여자들은 모두 태자 이야기에 꽃을 피웠다. 뿐만 아니라 이 음식의 별미가 대신의 구미에 맞는지라 대신이 하인들을 불러 물으니, 장생총각이 만든 것이라 하였다.

「재주도 좋다. 언제 그렇게 요리하는 법까지 배웠단 말이냐?」

「네, 저의 어미가 저의 아비를 잃고 살 수 없어 나이 어린 저를 데리고 남의 집 부엌일을 다니며 음식 만드는 것을 보았기에 음식을 만들어 보았습니다.」

「이 세상에서는 먹어 보기 어려운 요리를 먹었다.」

대신은 범예왕에게 음식을 자랑시키기 위하여 갖은 음식을 차려 놓고 범예왕의 거동을 원하였다. 왕은 기뻐하며 대신의 집으로 갔다. 대신은 장생에게 명하여 맛있는 요리를 범예왕에게 바치게 하였다. 왕이 맛을 본즉 모든 음식이 꿀맛 같아서 입에 들어가기가 무섭게 슬슬 녹아 없어졌다. 범예왕은 먹다 말고 대신에게 이 요리를 만든 사람을 불러들이라고 하였다. 대신이 장생을 불러들이니 범예왕은 첫눈에 귀엽게 보고 칭찬을 하더니, 연회가 끝나자 왕은 대신에게 말하기를,

「저 아이를 궁중으로 데리고 가서 왕의 수라상을 보도록 할 터이니 내게 달라.」

고 하였다. 대신은 범예왕의 명을 거역할 수 없었다. 그리하여 장생은 범예왕을 따라 대궐로 들어가게 되었다. 장생태자는 범예왕을 볼 때마다 분한 생각이 가슴을 도려내는 듯하였으나, 눈치 빠르고 예민한 태자는 복수할 계획이 무난하게 진행되어 궁중에까지 들어온 것을 다행하게 여겼다.

범예왕은 장생태자의 용모에 마음이 끌려서 항상 옆에 두고 보려는 생각으로 태자를 범예왕의 상투 짜는 이발사로 명하여 날마다 자기의 머리를 만지게 하였다.

「이 놈의 모가지를 잘라 죽여 버려야 내 속이 시원할 터인데, 언제나 기회가 돌아오려는고?」

장생태자는 범예왕의 상투를 만질 때마다 복수하려는 생각이 그칠 새 없이 일어났다. 왕은 장생으로 하여금 보좌관으로 직책을 줄 생각이었으나 칼 쓰는 재주를 모르므로 주저하다가, 밤에 태자를 불러 달구경을 하자고 하며 몇몇 시종과 함께 대궐 후원으로 데리고 가더니 태자에게 물었다.

「너 칼 쓰는 법을 배운 일이 있느냐?」

「네, 저의 여러 가지 재주 가운데 칼 쓰는 법이 가장 능합니다.」

라고 대답을 하니, 범예왕은 허리에 차고 있던 칼을 풀어 주며 검술의 재간을 시험하였다. 태자가 칼을 뽑아 백여덟 가지의 칼 쓰는 법을 뽐내 보이니, 검광이 달빛에 어려서 무수한 칼날이 공중에서 비 오듯 쏟아지는 것 같았다.

「그것 참, 재동이로구나. 선신이 너를 나에게 점지하였다.」

범예왕은 태자에게 보좌관을 명하고 항상 대왕의 옥좌를 지키게 하였다. 범예왕은 어느 날 밤 은근하게 장생태자를 부르더니,

「나는 적을 가지고 있다. 너는 어려서 모르지만 내가 수년 전에 이 나라를 치고 들어와서 장수왕은 죽었지만 그의 아들인 장생태자를 죽이지 못하였으므로 그놈이 항상 나에게 복수하려는 생각을 가지고 있을 것이다. 그놈은 젊고 나는 늙어가므로 만일 외진 곳에서 만날까 항상 그놈을 무서워하고 두려워하니, 네가 이 칼을 가지고 나의 옆을 지키며 그놈이 덤비거든 단칼에 목을 베어 죽이기 바란다. 너 같은 시종을 얻은 것은 다 나의 복으로 알거니와 너도 나를 잘 섬기면 뒤끝 좋을 터이니 나를 잘 지켜다오. 나

도 이제부터는 안심하고 잠을 잘 수 있겠다.」

장생태자는 이 말을 들을 때에 소름이 끼치기도 하였지만, 대왕이 자기를 믿으니 안심하고 마음속으로,

「이놈아, 네 모가지는 내 손에 달렸다.」

하고 범예왕의 어리석은 것을 비웃으며 겉으로는 진실하게 보여야 하겠다고 생각하여 태연하게,

「네, 잘 알았습니다. 신이 부족하나마 대왕을 위하여서는 어느 때든지 제 목숨을 아끼지 않고 보호하겠습니다. 신의 검술이 변변치는 않으나 일개의 장생태자 하나쯤은 문제가 될 수 없으니 염려 마십시오.」

하였다.

이리하여 범예왕의 신임은 어느 신하보다도 태자에게 깊어지게 되었다. 그러던 어느 봄날, 왕은 태자를 부르더니 그에게 물었다.

「내가 지금 여러 신하를 데리고 사냥을 갈까 하는데 네 마음은 어떠냐?」

「네. 대단히 좋은 일입니다. 저도 사냥을 원하오니 속히 행차하시길 바랍니다.」

태자와 범예왕은 즐거운 마음으로 여러 신하와 같이 첩첩산중으로 사냥을 나갔다.

범예왕 일행이 산중에 들어가 사냥을 시작하고 보니 장생태자는 궁술에도 숙달하여 기어가는 놈이든 날아가는 놈이든 백발백중으로 잡는 것이었다. 왕은 장생태자의 궁술에 반해서 한정 없

이 산속으로 들어가 방향을 잃어버리고 사흘 동안이나 산중에서 헤매느라 몸은 피곤하고 허기가 져서 기진맥진하였고 날이 저물어 더 갈 수가 없었다.

범예왕은 허리에서 장검을 풀어 장생태자를 주며,

「네 무릎을 좀 빌자. 나는 좀 자야겠다.」

하였다. 만일 다른 신하와 같이 다니다가 이 지경에 이르렀으면 야단도 쳤겠지만 가장 사랑하는 장생태자인지라 아무 원망도 하지 않았다.

그러나 산길에 숙달한 장생태자가 길을 잃어서 이렇게 될 리는 만무하다. 범예왕을 속여 일부러 길을 잃어버리게 한 것이니, 원수와 원수가 외나무다리에서 만난 격이다. 왕은 곧 피곤에 빠져 태자의 무릎을 베고 코를 골며 잠이 들었다. 태자는 아버지의 복수가 이제야 성공되는구나 하는 생각에 춤이라도 출 만큼 기뻤다.

「기회가 왔다. 좋은 기회가 왔다. 아버지의 원수를 이제야 갚게 되는구나. 이때를 놓치지 말자.」

태자는 당장에 왕의 목을 자르려고 들고 있던 칼을 뺐다. 그러나 칼날이 목에 떨어지려는 찰나에, 장생태자의 머리에는 장수왕이 화형장에서 최후로 유언하던 모습이 번개같이 눈앞에 나타나며, 「이 불효한 놈아, 내가 무어라고 부탁하더냐? 너는 어째서 그것을 지키지 않고 이러한 짓을 하느냐?」 하는 소리가 들리는 듯하였다.

장생태자는 할 수 없이 칼을 칼집에 꽂았다. 그때에 범예왕은 겁에 질린 얼굴로 일어나더니,

「아! 흉한 꿈을 꾸었도다. 장수왕의 아들 장생태자가 칼을 빼어 들고 나의 목을 치려고 덤비는 꿈을 꾸다가 정신이 번쩍 나서 일어났다. 이 무슨 까닭이냐? 사방을 자세히 좀 살펴보아라. 장생태자가 잠복하고 있지나 않은지.」

「네, 그것은 산중에 있는 요귀들이 발동하여 대왕의 꿈을 어지럽게 한 것입니다. 신이 옥체를 모시고 있는 한 아무 일이 없을 것이오니 안심하시기 바랍니다.」

이와 같이 대답하고 태자는 속으로,

「죽을 놈은 죽을 징조를 아는 것이로구나.」

하고 생각하며, 온순한 말로 범예왕을 안심시켰으나 다소 겁도 났다. 왕이 다시 잠든 뒤에 용기를 내서 칼을 빼어 들고 범예왕을 두 번째 치려고 하니 또 다시 전과 같이 부왕의 얼굴이 나타나며 유언이 생각나서 칠 수가 없었다. 그래서 태자는 들었던 칼을 다시 칼집에 꽂았다. 그때도 범예왕은 또 벌벌 떨며 일어났다.

「또 무서운 꿈을 꾸었다. 분명히 장생태자가 칼을 들고 나의 목을 베려고 겨누는 꿈을 꾸었다. 이게 무슨 징조냐?」

「아마 장생태자가 이 산중에서 죽었기에 꿈에 보이는 것이 아닙니까? 그러면 더욱이 안심되오니 염려 마시옵소서.」

태자가 이렇게 범예왕을 안심시켜서 잠이 들게 하니 범예왕은 다시 코를 골며 잠이 들었다. 태자는 크게 용기를 내어,

「이번에는 틀림없이 치겠다.」

하고 칼을 빼어 왕의 목을 치려 하니, 부왕인 장수왕의 그림자는

더욱 똑똑하게 나타나서 칼 잡은 손을 붙들며,

「이 놈아, 내가 그처럼 유언을 하였는데 이게 무슨 불효한 짓이냐?」

하고 꾸짖는 것 같았다. 아버지의 인자한 마음이 자식의 강렬한 원한의 감정을 눌러버린 것이다. 태자는,

「할 수 없다. 모두 천명이요, 운명이다.」

생각하며 칼을 내려 칼집에 꽂고 복수를 단념하기로 하였다. 그때 범예왕이 벌떡 일어나며 외쳤다.

「아! 무섭다. 장생태자가 또 나를 죽이려고 칼을 빼어가지고 덤비다가 칼을 던져버리고 나를 죽이지 않겠다고 맹세하였다. 이게 어찌된 일이냐? 시원하게 말 좀 해 다오.」

장생태자는 칼을 버리고 범예왕 앞에 꿇어앉았다.

「대왕이시여, 제가 바로 대왕께서 그렇게 무서워하는 장수왕의 아들 장생태자올시다. 용서하여 주십시오.」

이 말을 들은 범예왕은 놀라서 황급한 말로,

「아! 네가 장생이냐? 이 일을 어찌하나, 이 산중에서 태산같이 믿었던 네가 장생태자라니. 나는 이제 죽었구나. 아무도 모르게 이 산중에서… 이게 꿈이냐, 생시냐. 나의 모가지가 붙었느냐? 이 일을 어찌한단 말이냐?」

왕은 겁이 나서 어찌할 바를 몰랐다. 장생태자는 침착한 말로,

「대왕이시여, 신의 말을 들으소서. 신은 아비의 원수를 갚으려고 계획적으로 대왕의 옥좌까지 가까이 간 것입니다. 이렇게 길

을 잃어버리게 된 것도 신의 계획이었습니다. 산중의 길에 숙달한 신으로서 어찌 길을 잃겠습니까?

신은 칼을 빼어들고 세 번이나 대왕의 목을 베려고 하였으나 칼을 들고 치려고 할 때마다 아비의 유언이 생각나서 목을 칠 수가 없었습니다.

「내 죽은 뒤에 아비의 원수를 갚지 말라. 원수를 갚으면 원수가 원수를 계속하여 영겁에 이어질 것이다. 아비는 지금 보시하기 위하여 스스로 기쁘게 이 몸을 버리는 것이다. 나는 아무 원한도 없으며 미운 것도 없다. 오직 기쁜 마음이 있을 뿐이다. 만일 나의 자식이나 신하들이 나를 위하여 원수를 갚는다면 나의 깨끗한 죽음을 원한의 피로 물들게 하는 것이다. 결코 원한으로써 사람을 죽여서는 안된다.」

아비는 이와 같이 유언을 남기고 돌아가셨습니다. 그러나 신은 이와 같이 거룩한 아비의 유언을 그대로 지키기에는 너무도 억울하고 분하여 대왕을 죽이려고 하였지만, 아비의 거룩한 자비는 돌아가신 뒤에까지도 신의 머리를 눌러서 살해를 하지 못하게 하였습니다.

우리 부자는 당신에게 죽는 것이 운명이며 숙명인 것이니, 대왕께서는 이 칼로 신을 죽여 아비에게 불효한 죄를 씻어 주옵소서.」

장생태자는 범예왕의 앞에 몸을 던져 죽기를 원하였다.

이 말을 듣고 난 범예왕은 전의 과오를 참회하며, 태자의 손을 붙들고 마음으로부터 모든 죄악을 다 뉘우쳤다.

「태자여, 이제 나는 진심으로 당신에게 사죄드리고 나의 흉악 무도한 악행을 참회합니다. 나는 어리석고 악한 사람이었소. 장 수왕과 같은 성인을 알아보지 못하고 불에 태워 죽였으며 그러한 참사를 본 태자는 원수인 나를 손바닥 가운데 잡아넣고도 부왕의 유언 때문에 죽이지를 아니하시니, 나는 성인과 같은 당신 부자 의 덕행에 의지하여 새로 살아난 것입니다.

나의 죄악을 용서하소서. 나는 지금 당신의 손에 죽어도 원망 하지 않고 달게 죽겠습니다.」

범예왕은 땅바닥에 두 손을 대고 참회의 눈물과 울음 섞인 소 리로 태자에게 사죄하였다.

왕을 원수로 생각하던 장생태자는 모든 원한을 다 풀어버리고, 범예왕의 손을 힘 있게 잡으며 모든 것을 다 용서한다고 하였다. 두 사람은 모든 번뇌와 원한을 씻어버리고 울다가 풀밭에서 서로 껴안고 잠이 들었다.

어느덧 밤이 새고 따뜻한 햇빛이 두 사람의 얼굴을 평화스럽게 비추어 주었다. 두 사람은 정들었던 친구인 듯이, 서로 손을 잡고 길을 찾아오니 여러 신하들은 범예왕과 태자를 보고 기뻐하였다.

두 사람은 음식으로 굶주렸던 배를 채우고 범예왕은 여러 신하 들에게 장생태자를 가리키며,

「이 사람이 누군지 알겠느냐?」

하고 물었다. 그 가운데는 장생태자의 얼굴을 아는 신하도 있었 지만, 태자의 몸에 재앙이 미칠까봐 안다고 하는 사람이 없었다.

「이 소년 보좌관은 내가 항상 무서워하던 장수왕의 아들인 장생태자이며 평생에 잊지 못할 은인이다. 이와 같이 훌륭한 자가 있음에도 불구하고 내가 이 나라의 임금으로 있는 것은 죄악이다. 나는 이제 본국으로 돌아가고 이 쿠살라국은 장생태자에게 돌려주겠으니 그리 알아라. 지금부터 우리 두 사람은 형제와 같이 친화하여 어떠한 일이 있더라도 우리 두 나라 사이에는 전쟁을 일으켜서는 아니 됨을 국가의 법으로 정하겠다.」

법예왕은 장생태자의 모든 계획과 자신을 참살하려 했으나 장수왕의 유언 때문에 중지했다는 사실을 낱낱이 여러 사람 앞에서 말하였다. 이 말을 듣고 울지 않는 사람이 없었고, 장수왕의 자비를 느끼지 않는 사람이 없었다.

여러 사람들은 장수왕의 위대한 인격을 다시 보는 듯이 장생태자의 모습을 다시 쳐다보았으며, 범예왕은 본국으로 돌아가고 장생태자는 쿠살라국의 왕위를 계승하여 원수로 대하던 두 나라는 친척과 형제의 의리를 가진 나라로 변하여 수백 년, 수천 년을 평화롭게 지내게 되었다.

그때 장수왕은 지금의 석가여래 부처님이시며, 장생태자는 부처님의 제자인 아난존자요, 범예왕은 부처님을 비방하던 제바달다였으니, 부처님의 성덕은 세존 당시에만 위대한 것이 아니라 전생의 인과도 역시 거룩하셨던 것이다.

〈아함경〉

부 록

반만년 민족체험으로 전래된
단방요법
민간 약용 자연생 식물류

단방요법

탈모증

• 배추씨로 기름을 짜 항상 바르면 머리털이 빠지지 않고 털은 곧 난다.

• 삼씨大麻子를 검게 볶아서 분말을 만들어 돼지기름에 개어 바르면 반드시 머리털이 난다.(중국단방)

두창 · 두통

• 두통이 심할 때 무를 갈아서 헝겊에 싸서 이마에 얹어 둔다. 한참 만에 이마의 피부가 붉어지면서 따끔따끔해도 그대로 견디어 낸다.

• 중국에서는 국화주가 현기증 · 만성 두통의 특효약으로 쓰이고 있다.

안과 질환

• 알로에 잎을 잘라 흐르는 진물을 눈 속에 2~3방울 떨어뜨린 다음, 눈을 감고 눈 위에 껍질 벗긴 알로에 잎을 반창고로 30분 붙여 두었다가 떼면 좋다.

• 뜬눈으로 밤을 새워서 눈이 빨갛게 되었을 때, 참기름을 눈 위에 떨어뜨리면 낫는다.

불면증

- 대추씨를 노랗게 볶아 분말로 하거나, 볶은 것 그대로를 매일 3g 정도 장기 복용하면 효과 있다. 계속 복용하면 신경·정신 안정제가 되어 신경질이나 빈혈에 효과가 있다.
- 곶감 3개를 3홉의 물로 30분 정도 달여서 잠자리 직전에 마시면 된다. 또 양파를 생으로 먹어도 좋다.

축농증

- 만성 비염은 삼백초를 찧어 그 생즙을 몇 방울씩 콧속에 하루 5~6회 넣어 준다. 축농증도 잘 듣는다.
- 웅어 1마리를 약탕기에 푹 과서 코를 대고 김을 쏘인다.

치과 질환

- 입이 헐거나 치통에 석류 껍질 또는 뿌리를 태워서 재 가루로 양치질을 하면 된다. (며칠 계속)
- 알로에 잎을 잘라 씻어 아픈 이빨로 지그시 20분간 물고 있으면 통증이 사라진다.

목구멍 병

- 파뿌리 수염 5~6개 분을 백반 약간과 함께 갈아서 세 번으로 나누어 양수로 마신다. 복용하는 동안 서서히 효력이 있다.
- 알로에 생즙을 숟가락으로 마시면 낫는다. 아플 때 계속하면 근치된다.

감기병

- 파의 한 부분을 10cm 정도 찧어 즙을 내서 작은 숟가락 하나 마시고 자면 낫는다.
- 파의 흰 줄기를 잘게 썰어 쌀죽을 쑤어 식초를 뿌려 뜨거울 때 먹고 자면 땀이 나서 하룻밤이면 감기가 낫는다.

해수병류

- 살구 씨를 곱게 찧어 꿀로 환을 지어 생강 끓인 물로 먹는다. (환의 크기는 직경 1cm)
- 해수병 : 늙은 호박, 죽순 껍질, 땅콩. 늙은 호박 꼭지를 따고 속을 긁어낸 다음, 갱엿 1.5근 정도 넣고 뚜껑을 닫고 솥에 호박이 반쯤 잠기도록 물을 담고 끓이면 죽이 된다. 이것을 2개 정도 먹으면 깨끗이 낫는다.

열 병

- 생강즙을 술잔 반잔 정도에 설탕을 넣어 잠자리에 들 때 마시게 하면 신기한 효과가 있다.
- 무우즙에 설탕을 섞고 뜨거운 물을 부어 하루에 3~4회 복용하면 가벼운 감기열 정도는 간단히 내려간다.

기관지병류

- 측백나무 열매는 만성 기관지염에 특효. 측백나무 열매를 적당한 양의 물을 부어 50%의 농도가 될 때까지 달여서 졸여 1회에 30cc씩 매일 2회 마신다.

- 집 없는 달팽이를 달여서 먹는다.

  죽순 삶은 물로 마시면 유효.

위장병류

- 마늘을 찧어 꿀에 버무려 1일 한 수저씩 복용한다.
- 날 무즙과 생강즙을 반반 섞어서 매일 식후 3차례 한 컵씩
  마시면 특효가 있다.

간장병

- 굼벵이를 볶아서 분말로 만들어 복용하면 치유됨.
- 감으로 담근 식초를 감초라 하는데, 간장병에 안심하려면
  감초를 매일 조금씩 먹으면 간장 강화와 간장 부활에 다시
  없는 좋은 성분이 있다.(이것은 꼭 권하고 싶다)

폐병류

- 은행을 참기름에 절였다가 매일 7개씩 먹으면 폐결핵이
  잘 낫는다.
- 폐열·기침·토혈· 폐종으로 냄새나는 고름을 토할 때
  호이초를 달여서 마시면 낫는다.

늑막염

- 밀가루와 감자·생강을 배합, 환부에 바르는 것이 좋다.
- 주렴나무(뿌리·껍질·열매)를 장복한다.

맹장염

• 날가지를 갈아서 생즙을 내어 큰 컵으로 한 잔 마시면 직효를 본다.

• 머우대 뿌리즙을 내서 먹으면 즉효.(우선 안정 효과가 있음)

심장병류

• 당근즙을 내서 하루에 한 잔씩 매일 복용하면 혈색이 좋아진다.(1일 3회 복용)

• 국화는 관상동맥 경화성 심장병에 특효약이다. 가슴이 답답하고 심장이 뛰며 때로는 심장 부위가 쥐어짜는 듯 아프고 어지럽거나, 두통 또는 팔다리에 마비 증상이 일어나는 것이 심장병 또는 관상동맥 경화성 심장병이다. 이런 증상에는 흰 국화 400g을 더운물에 하룻밤 담갔다가 다음날 두 번 끓여 (한 번에 30분씩) 찌꺼기를 버리고 두었다가 한번에 25cc씩 하루 두 번 마신다. 2개월을 1치료 기간으로 한다.

신장병류

• 솔잎을 달여서 차 대신 마시면 신장병과 빈혈증에 탁월한 효과가 있다. 소나무 껍질도 좋다.

• 신장병에 호이초잎, 강남잎, 당근잎 등을 합쳐 청즙으로 만들어 소주잔 하나씩을 하루 한두 번 마시면 일체의 신장질환에 좋다.

결석증

- 닭 모래집 노란껍질을 말려서 분말로 만들어 먹으면 즉효.
- 옥수수수염 8돈(30g)을 삶아 자주 마시면 결석이 제거된다.

신경통

- 쑥을 삶아서 신경통 통증이 나고 붓는 자리에 찜질을 하거나 쑥을 넣고 목욕물을 끓여 목욕을 하여도 차츰 쾌차가 있다.
- 말린 쑥 한 움큼을 4홉의 물로 달여서 3홉 정도 되었을 때, 한 번에 한 홉씩 하루 세 번 마시면 효험이 있다.

관절염

- 무릎 관절에 물이 고여서 붓고 아플 때에는 질경이를 진하게 달여서 차처럼 수시로 마시면 특효.
- 껍질을 벗긴 마늘을 푹 삶아 차 마시듯 수시로 마시며 한편, 찧은 마늘을 발바닥 중앙에 붙이면 풍습 관절염에 잘 듣는다.

복통증

- 파를 짧게 썰어 기름으로 데쳐서 가제에 싸서 배를 찜질하면 복통이 사라진다.
- 소금을 볶아 가제 수건에 싸서 따뜻하게 배를 찜질하면 복통에 특효.

요통증

- 겨자가루와 밀가루를 반죽으로 이겨서 붕대로 싸서 붙이면 특효.

- 먼저 파의 흰 뿌리를 짓찧어 뜨겁게 환부를 고루 문지른 다음, 날대황가루를 생강 생즙으로 개어 헝겊에 넓게 펴서 환부에 바르고 하루 한 번 갈아 붙인다. 해묵은 디스크도 잘 든는다.(특효방)
- 디스크는 발이 땅에 달까말까 하는 철봉을 30분 정도하고 위법을 해야 효과가 빠름.

식중독증

- 마늘을 껍질 벗겨 질그릇에 담고 밀폐하여 불로 질그릇을 달구어 마늘이 숯처럼 된 것을 가루로 만들어 하루 세 번 식전에 물로 마시면 잘 듣는 묘방이다.
- 생 녹두가루 두 숟가락을 냉수로 마신다. 계속 3~4회 반복할 것.
- 질이 좋은 참기름 복용도 특효.(소주잔 1컵)

치 질

- 어떠한 약도 안 들어 고민하는 수치질 환자에게는 찐득찐득한 알로에 생즙을 환부에 바르면 거뜬히 고쳐진다.
- 달팽이를 여러 마리 모아서 뚜껑 닫은 질그릇에 넣어 검게 태워 그 가루에 같은 양의 흑설탕을 섞어 반죽해서 바르면 최상의 특효약이다.

정력 보강

• 육종용 3푼, 오미자 3푼, 토계자 3푼, 원지 4푼, 사상자 4푼을 세척 후, 혼합 분말하여 공복시 계속 복용하면 다수 인솔 가능.

• 봄에 소나무 새순을 20~30개 정도 따서 병에 넣고 소주를 부어 둔다. 3개월 정도 두면 맛이 순한 소나무 향기가 풍기는 송주가 된다. 이 송주를 매일 한 잔씩 복용하면 정력이 왕성해진다.

화 상

• 화상을 입으면 우선 화기를 빼야 하므로 상추를 찧어 환부에 바르면 통증이 가시고 화기가 빠진다.(특효)

• 알로에의 잎을 잘라 속 부분을 환부에 붙이면 깨끗이 낫는다.

동 상

• 땡감을 찧어 환부에 붙이면 깨끗이 낫는다.

• 막걸리를 따뜻하게 해서 동상의 부위를 담그면 특효.

당뇨병

• 산다래나무 진액을 채취하여 커피 잔으로 식후 1잔씩 1일 2회 복용하면 특효를 본다.(1년에 진액을 봄, 가을 두 번 채취한다)

• 당뇨병 환자는 대체로 고혈압 · 신장염 · 심장병 · 간장병 ·

폐병 등을 함께 앓는 경우가 많은 난치병이다. 하루 5~6매의 감잎을 씹어 먹는다. 겨울에는 감잎차를 마시면 된다.

고혈압

• 뇌졸중으로 쓰러졌을 때에는 솔잎을 결명자 삶은 물로 진하게 달여서 입을 벌리고 먹이면 십중팔구는 소생한다.

• 해바라기 한 나무를 잘게 썰어서 삶아 그 물을 수시로 마시면 혈압이 내려간다.(특효)

중풍류

• 중풍은 성인병 중에 가장 치료가 어려운 병이다. 다행히 솔잎속에는 청혈 · 건위 · 강장 · 진해 효과가 있으므로 솔잎 불린콩을 매일 녹즙으로 만들어 하루 3회 복용하면 신비스러울 정도로 중풍이 치료된다.(녹즙 한 컵당 불린 콩 5알 정도)

• 뇌출혈로 쓰러졌을 때에는 지체 말고 감물을 한 잔 강제라도 입을 벌리고 먹인다. 쓰러진 그 자리에서 어느 정도 안정되면 자리에 옮긴다.

술 중독증

• 술에 중독된 사람은 검은콩을 삶아 흑설탕을 약간 타서 마시면 낫는다.

• 감초를 삶아 먹든지 미나리를 생즙으로 복용하면 모든 중독에 특효가 있다.

특별보칙

• 간경화

① 애기똥풀 ② 인진쑥 ③ 소태나무 ④ 혼잎나무 ⑤ 느릅나무 근피 ⑥저령 각 3관을 혼합하여 푹 과서 진하게 되면 창출가루 3관으로 반죽 환을 만들어 매회 7~8환씩 식후복용하면 복수 찬데, 간경화, 간암이 낫는다. 위 비법으로 다수 완치됨.

• 축농증

웅어를 약탕기에 넣어 푹 과 김을 쏘이면 누런 농이 코에서 흘러나오면서 완치가 된다.

• 정력증강

웅어에 인삼을 넣어 푹 과 짜서 마시면 더없는 정력자가 된다.

• 황달, 간 보호

민물 다슬기를 깨끗이 한 다음, 간을 하지 않고 달여 파란 물이 진하면 한 컵씩 1일 3회 복용하면 황달이 완치되며, 간 보호가 된다.

• 피부 알레르기

죽염(담뱃대 만드는 대나무)·흑태(검은 방콩)·감초를 함께 달여 먹으면 특효.

- 당뇨병

다래나무 진액을 채집하여 1일 2회 복용하면 특효.
(진액 채집은 1년에 봄, 가을 두 번 함)

- 암 예방

식초를 가정에서 만들어 1달에 한 번씩 소주잔으로 한 잔씩 복용.

- 어린이 기침

콩나물을 머리를 떼어 몸체만 꿀에 하룻밤 재워 잘 혼합하여
복용하면 기침이 멎는다.

- 늑막염

수숫대 속 600g을 완전 건조하고 참외 껍질 600g을 완전 건
조, 두 가지를 볶아 태워 가루를 온수에 타서 복용하면 늑막염 ·
복막염에 특효.

- 자연보약

칡 순을 봄에 나올 때 꺾어 음지에 말려 당귀, 소 천엽과 함께
달여 복용.(칡 순 말린 것 600g, 당귀 1근, 소 천엽 1근 정도)

- 각종 암 예방 치료

산딸기 뿌리를 잘 씻어 잘게 썰어서 진하게 달여서 수시로 그
물을 먹으면 각종 암을 예방 치료할 수 있다.

민간 약용 자연생 식물류

민들레 - 강간담強肝膽, 해독解毒, 소종消腫

별꽃 - 소염消炎, 양혈凉血, 소종消腫

새삼덩굴 - 해독解毒, 정력제精力劑

호장虎杖 - 간염肝炎 등

느릅나무 - 소종消腫

피마자 - 최주催主, 변비便秘治療

지네蜈蚣 - 항암제抗癌劑, 산어혈제散瘀血劑

쥐며느리 - 지통止痛, 수술진통제手術鎭痛劑

머리카락 - 일체의 내출혈 지혈제內出血 止血劑

감나무잎 - 내출혈 지혈제內出血 止血劑

닭의 장풀 - 소종消腫, 이수利水, 양혈凉血, 청혈淸血

쇠비름 - 소종消腫, 이수利水

질경이 - 해독解毒, 이뇨利尿

메밀 또는 대궁잎 - 동맥경화動脈硬化

참죽나무 - 하혈下血

달팽이 - 신장병腎臟病

명반 - 간질병

찔레나무 열매營實 - 이수제利水劑

화분花紛 - 강심强心, 정력精力, 동맥경화動脈硬化 등

복숭아 잎, 진 - 황저黃疸

목화씨 - 지혈제止血劑

목화 뿌리 - 항암제抗癌劑

호도나무 - 항암제抗癌劑

호도청피靑皮 - 소화기 진통제

버드나무 가지 - 간염肝炎

다래나무 - 항암제抗癌劑, 건위제健胃劑

드릅나무 뿌리 - 당뇨병糖尿病, 위궤양胃潰瘍,
　　　　　　　　　간경화肝硬化, 복수腹水 등

해당화 뿌리 - 당뇨병糖尿病

뽕나무 뿌리 - 당뇨병糖尿病

짜구대나무 껍질 - 혈압血壓(중풍中風)

비파잎 - 항암제抗癌劑

은행잎 - 심장병心臟病

꿀풀 - 임질淋疾 등

찰볏짚벼 - 항암抗癌 , 간병肝病 등

만년청萬年靑 - 심장병心臟病

선인장, 알로에 등 - 소종消腫, 건위健胃 등

맨드라미 - 부인병

이질풀 - 장腸 기능 정상화

버섯 - 항암抗癌, 강간强肝 등

따주기 강의 안내

수효사 따주기공덕회에서는 조상의 슬기를 모은 치료 비법인 따주기 보급의 일환으로 따주기 강의를 하고 있습니다. 따주기에 대해서 보다 자세하게 알고 싶은 분이나, 치료를 받고 싶은 분, 궁금하신 점이 있는 분은 아래 전화번호로 연락주시기 바랍니다.

강 의 : 무 구 원장스님
일 시 : 매주 화요일 오후 2시
문 의 : 수효사 따주기공덕회
☎ 02-313-3060, 313-5047

※ 수효사 따주기공덕회에서는 매달 1회, 회원 및 따주기 강의를 받으신 분이나 치료를 하실 수 있는 분들과 함께 군부대를 방문하여 장병들을 치료하고 있습니다.

따 주 기 공 덕 회

조상의 슬기를 모은 치료 비법

성 훈 따 주 기

초 판 1쇄 1985년 3월 10일
개정판 1쇄 2020년 4월 13일

엮은이 ┃ 고성훈 · 김동금
펴낸이 ┃ 김 동 금
펴낸곳 ┃ 우리출판사

서울특별시 서대문구 경기대로9길 62
☎ (02)313-5047, 313-5056
FAX. (02)393-9696
메일 : wooribooks@hanmail.net
홈페이지 : www.wooribooks.com
등록 : 제9-139호

정가 12,000원

ISBN 978-89-7561-343-2